DE

L'URÉTHROTOMIE

INTERNE

Te 98 117

PARIS. — A. PARENT, Imprimeur de la Faculté de Médecine, rue Monsieur-le-Prince, 31.

DE

L'URÉTHROTOMIE

INTERNE

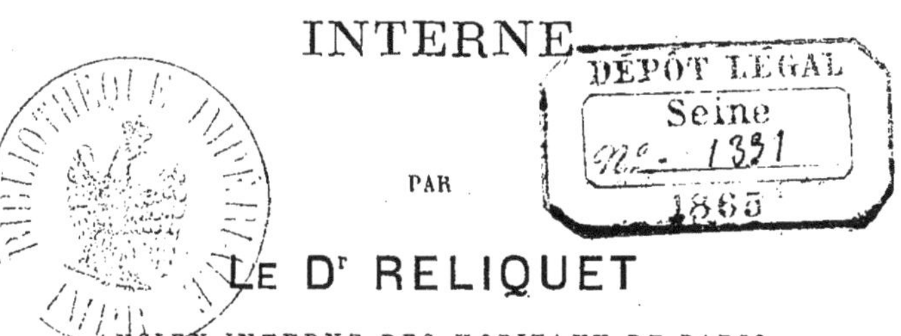

PAR

LE Dr RELIQUET

ANCIEN INTERNE DES HOPITAUX DE PARIS.

PARIS

ADRIEN DELAHAYE, LIBRAIRE-ÉDITEUR

PLACE DE L'ÉCOLE DE MÉDECINE

1865

J'ai voulu montrer comment la connaissance précise des causes des accidents locaux, des causes et de la nature des accidents généraux, si souvent observés autrefois après l'uréthrotomie, a conduit mon maître, M. Maisonneuve, aux modifications qui ont rendu cette opération facile d'exécution et innocente.

Je ne saurais trop remercier M. Maisonneuve de m'avoir donné les éléments de ce travail. Ma reconnaissance est peu de chose auprès de l'amitié dont il veut bien m'honorer.

BIBLIOTHÈQUE IMPÉRIALE
IMPR.

DE L'URÉTHROTOMIE INTERNE

CHAPITRE Ier.

§ I. — *Description de l'uréthrotome de M. Maisonneuve.*

Il se compose de : 1° un cathéter. C'est un tube cannelé, de 1 à 3 millimètres de diamètre, long de 30 centimètres, pouvant offrir la courbure que l'on veut. M. Maisonneuve a adopté la grande courbure que Jély (de Nantes) donnait à ses sondes. A l'extrémité externe de ce cathéter, du côté opposé à la cannelure, est un anneau qui lui sert de manche. A l'extrémité interne est un pas de vis qui s'articule très-exactement avec celui d'un ajutage métallique qui est fixé solidement à l'extrémité d'une petite bougie. 2° Une bougie ordinaire de petit diamètre, assez souple pour s'enrouler facilement sur elle-même. A son extrémité externe est fixé l'ajutage métallique. 3° La lame tranchante, qui présente deux variétés :

1° L'*unilatérale*, qui est la plus fréquemment employée par M. Maisonneuve, représente assez bien un triangle isocèle aplati; le sommet est mousse; les deux côtés latéraux tranchants sont légèrement excavés, de façon à rappeler la forme du soc de charrue; la base se continue avec l'extrémité d'un mandrin métallique, long de 30 centimètres, destiné à glisser dans le tube cannelé. L'extrémité externe de ce mandrin est terminée par un bouton.

2° La *lame bilatérale.* Elle est formée de deux lames unilatérales réunies par leur base. Ainsi elle a la forme d'un losange allongé dont les sommets latéraux sont mousses et les quatre bords tranchants. Par le grand axe de l'une de ses faces, elle se continue avec l'extrémité interne du mandrin, qui est le même que pour la lame unilatérale.

4° L'anneau qui sert de manche au cathéter peut s'enlever, et être remplacé par une tige métallique longue de 30 centimètres, solidement fixée au cathéter; cette tige sert à conduire la seconde ouverte des deux bouts jusque dans la vessie, aussitôt après la section du rétrécissement.

La sonde ouverte, aux deux bouts, doit être choisie : 1° d'un calibre en rapport avec le diamètre de la lame qui a servi à faire la section; 2° elle doit être choisie à parois assez molles pour que, introduite dans l'urèthre, elle n'oppose aucune résistance à la muqueuse au niveau des courbures de ce canal.

Pour se soumettre aux dimensions variables du canal de l'urèthre suivant les sujets, et aux différentes indications, sur la demande de M. Maisonneuve, MM. Robert et Collin ont fabriqué les lames suivantes :

Lames bilatérales.

1° Grande ; largeur, 9 millimètres ;
2° Moyenne ; largeur, 8 millimètres.

Lames unilatérales.

1° Grande ; largeur, 9 millimètres ;
2° Moyenne ; largeur, 8 millimètres.
3° Petite, largeur ; 7 millimètres.

Avec cette série de lames on peut satisfaire à toutes les indications de l'uréthrotomie.

Avec la lame double on fait des incisions latérales.

Avec la lame simple on peut inciser sur la paroi supérieure du canal, alors la cannelure est dans la concavité du cathéter ; ou bien sur l'inférieure, alors la cannelure est sur la convexité.

Mécanisme de la section du rétrécissement.

La description des parties constituantes de l'uréthrotome fait deviner comment sont coupés les points rétrécis de l'urèthre. C'est en poussant la lame jusqu'à l'extrémité interne de la cannelure du cathéter, préalablement introduit dans le canal.

En faisant glisser la lame sur le cathéter introduit dans un tube membraneux, en peau de gants, par exemple, voyons ce qui se passe : Si le diamètre du tube est au moins égal à celui de la lame, le sommet mousse en écarte les parois, et les élève constamment au-devant du bord tranchant qui ne peut pas les atteindre. Mais, supposons que dans la continuité du tube il y ait un point où le diamètre soit plus étroit que celui de la lame. Là l'extrémité effilée de la lame s'engage d'abord, et le sommet mousse ne pouvant plus écarter les parois, malgré la tension qu'il produit, il y a contact du bord tranchant et du rétrécissement ; il suffit alors, pour pratiquer la section, de pousser la lame, et on voit le sommet mousse s'engager dans l'incision dont il limite la profondeur. Au delà de ce point rétréci, le tube étant dans les conditions voulues, le sommet mousse en protége les parois. Naturellement, si le tube présente plusieurs points plus étroits que la lame, la section de chacun se répétera de la même façon.

De ce mécanisme de la section du rétrécissement, il résulte que : 1° l'incision ainsi faite donne toujours au point retréci un calibre dont la circonférence est égale à deux fois le diamètre de la lame.

2° La profondeur de l'incision varie seulement avec le degré plus ou moins étroit du retrécissement.

Ce dernier fait est d'une importance capitale ; c'est, croyons-nous, grâce à cette limite forcée de l'incision due au sommet mousse qu'on n'a plus d'accidents locaux.

L'anatomie pathologique des rétrécissements de l'urèthre nous apprend qu'en avant et en arrière du point le plus étroit de la coarctation, le calibre du rétrécissement s'élargit peu à peu, et arrive insensiblement à se confondre avec celui de l'urèthre; d'après cette disposition même du rétrécissement et ce que nous savons sur la limite forcée de l'incision, la plaie qui résulte du passage de la lame est telle que, très-superficielle à ses extrémités, elle augmente graduellement de profondeur jusqu'au niveau du point qui était le plus rétréci, que sa surface se développe complétement sous l'influence de la rétractilité propre des tissus, qu'elle donne à l'urèthre un calibre uniforme, enfin qu'elle n'offre à sa surface aucune excavation capable de retenir les liquides sécrétés par la muqueuse uréthrale ou par elle-même. — Quant à l'urine, rien ne pourra désormais l'arrêter dans l'urèthre.

MANUEL OPÉRATOIRE.

Nous laisserons, pour être traités dans un chapitre ultérieur les soins préparatoires et les soins consécutifs à l'opération. — Ils demandent à être étudiés longuement, car c'est certainement grâce à eux et au mécanisme de la section que nous venons de décrire, que l'uréthrotomie est devenue innocente, au même degré que la plus simple des opérations chirurgicales.

Le manuel opératoire se divise en plusieurs temps :

1er *temps.* — *Introduction de la petite bougie.* — Ici c'est bien évidemment le cathétérisme simple, avec une bougie flexible, c'est celui que le chirurgien pratique tous les jours, quand il sonde un malade, soit pour dilater un rétrécissement, soit pour évacuer l'urine. Aussi nous ne comprenons pas les objections que l'on a faites à cette bougie, qui permet d'introduire à sa suite dans l'urèthre un instrument quelconque : uréthrotome quel qu'il soit, dilatateur, sonde creuse évacuatrice; comme l'a du reste si bien exposé mon maître, M. Maisonneuve, dans son mémoire de 1855. — On a surtout dit que la sonde se repliait en avant du rétrécissement et qu'on était exposé à la couper pendant l'opération.

Dans la *Gazette des hôpitaux* du 23 décembre 1862, M. Phillips répond ainsi à cette objection : « Il n'est « pas possible de méconnaître cette position vicieuse, « et si en pareil cas le chirurgien continue l'opéra- « tion, il échouera, mais on voudra bien admettre « que le reproche doit être adressé à l'opérateur, et « non à la méthode ni à l'instrument. »

Une fois qu'on a la certitude que la bougie pénètre dans la vessie, on procède au second temps.

2e *temps.* — Il consiste à placer dans l'urèthre le cathéter cannelé. Pour cela on le visse sur l'ajutage de la bougie; puis, poussant la sonde, devant lui, jusque dans la vessie où elle s'enroule, on substitue ainsi à la sonde molle et flexible un conducteur rigide à courbure, s'adaptant bien à celle de l'urèthre (courbure de Gély).

On a dit que le cathéter était très-difficile à introduire ; évidemment, si la petite bougie est très-serrée dans le rétrécissement, il ne la suivra pas facilement ; mais nous verrons, à propos des soins préparatoires, que dans ces cas on obtient une dilatation suffisante en laissant la petite bougie pendant quelques heures dans l'urèthre.

Cependant il est des cas rares où l'introduction du cathéter devient un temps sérieux de l'opération.

Dans le courant de l'année 1863, j'ai assisté comme aide à l'opération suivante, faite en ville par M. Maisonneuve. — Il s'agissait d'un jeune homme d'environ 25 ans, venu à Paris pour se faire traiter d'un rétrécissement de l'urèthre.

Quoique très-étroite, la coarctation n'avait pas déterminé d'accidents généraux.

Après plusieurs séances de tentatives de cathétérisme, M. Maisonneuve arrive la veille à introduire dans le rétrécissement une toute petite bougie, elle y était tellement serrée qu'elle ne put pénétrer jusqu'à la vessie. Pour obtenir la dilatation, M. Maisonneuve laissa la bougie dans cette position, recommanda au malade d'uriner par-dessus, ou en cas d'impossibilité de la retirer doucement jusqu'à ce que l'urine sortît, puis, la miction finie, de la repousser dans sa position primitive.

A notre arrivée le malade n'avait plus de sonde,

sa présence dans le canal gênant beaucoup la miction, il ne l'avait gardée que pendant deux heures.

La petite bougie armée arrive facilement dans le rétrécissement, et quoique serrée, après quelques minutes de pression douce, elle pénètre dans la vessie. Sa présence dans le rétrécissement pendant un quart d'heure suffit pour dilater l'obstacle, et la rendre mobile.

Alors M. Maisonneuve visse sur l'ajutage son plus petit cathéter et pousse la bougie qui entre facilement; mais, pour faire pénétrer le cathéter, il a fallu un quart d'heure de pressions ménagées, Une fois dans la vessie, on le laisse en place pendant vingt minutes, et ce n'est qu'après ce temps, qu'il est possible de lui imprimer un mouvement de va et vient. La section est faite à ce moment avec une lame simple dans la concavité, et immédiatement après une sonde de 6 millimètres, facilement introduite, laisse couler au dehors l'urine retenue dans la vessie.

Quelque temps après, M. Maisonneuve me dit que les suites de cette opération avaient été très-heureuses.

Si l'on avait affaire à un rétrécissement sinueux, je crois que la sonde une fois introduite dans l'urèthre jusque dans la vessie, il sera toujours possible de passer le cathéter; c'est dans ces cas surtout qu'il faut une patience absolue, tous les mouvements doivent être ménagés. La confiance en l'opération, la certitude où l'on est de pouvoir donner sûrement un calibre suffisant à l'urèthre aussitôt que le cathéter pénètre jusque dans la vessie, ces résultats si remarquables doivent toujours maintenir l'opérateur dans son sang-froid absolu.

3e *temps. — Section du rétrécissement.*

Quelle que soit la lame dont on va se servir, quelle que soit la paroi sur laquelle on veut inciser :

1° *Tant que la lame est dans l'urèthre, le cathéter doit être dans une position telle que sa courbure réponde exactement à celle de l'urèthre.*

2° *Tant que la lame est dans l'urèthre, la verge doit toujours être tendue sur le cathéter.*

En suivant la première de ces règles, le cathéter n'exerce pas de pressions opposées sur les parois du canal, et la lame, en passant d'un bout à l'autre de l'urèthre, peut toujours en écarter les parois saines qui ne sont retenues par aucune cause.

Le cathéter occupant bien la courbure du canal, il est évident que, si on laisse la portion pénienne de l'urèthre libre, la muqueuse qui, dans cette région, est peu adhérente à la couche sous-jacente, fera des replis au devant de la lame. Par la traction sur la verge, on tend la muqueuse uréthrale et cet accident est évité. Comme la lame peut couper en revenant aussi bien qu'en allant, la tension de la verge est maintenue jusqu'à ce que la lame soit dégagée de l'urèthre.

Voyons maintenant les précautions manuelles spéciales à l'emploi de chaque lame.

1° *Lame bilatérale.* — Les deux règles communes bien exécutées, pour faire l'opération sans blesser les parties saines du canal, il suffit de pousser la lame sans presser avec le cathéter sur une face quelconque de l'urèthre.

2° *Lame supérieure* (dans la concavité du cathéter). — Les deux règles (courbure du cathéter dans celle du canal, tension de la verge) étant bien exécutées, *pendant le mouvement d'aller et de retour de la lame, il faut appliquer le cathéter contre la face inférieure de l'urèthre.* Ainsi on tend de haut en bas l'urèthre, et sitôt que la lame aura coupé le rétrécissement, le cathéter, par suite de cette pression continue, s'appliquera contre toute la face postérieure du canal jusqu'au col vésical; maintenant cette position à l'instrument, on retire la lame. Cette manœuvre, qui a pour but de tendre le canal de haut en bas, est d'une grande facilité d'exécution.

3° *Lame inférieure* (sur la convexité du cathéter). — Ici c'est l'opposé du cas précédent; on agit en sens inverse. On applique autant que possible le cathéter contre la paroi supérieure du canal. M. Philips ne se sert que de cette lame inférieure. Cependant sa manœuvre spéciale nous a paru moins facile que celle nécessitée par la lame supérieure.

La lame, quelle qu'elle soit, doit être introduite et poussée doucement jusqu'à l'obstacle; là on trouve quelquefois une résistance très-grande, qui ne doit être vaincue que par une pression lente et graduée sur l'extrémité du mandrin, de façon à ne pas avoir de secousse à la fin de la section.

4° *Introduction de la sonde qui doit rester à demeure.* — La section du rétrécissement assurée, par l'aller et le retour de la lame, permet d'affirmer que l'on pourra toujours introduire jusque dans la vessie une sonde dont la circonférence égale au moins le double du diamètre de la lame; car, comme nous le verrons bientôt, dans la plupart des cas, après l'incision du rétrécissement, on a une dilatabilité très-grande qui laisserait passer facilement une sonde plus volumineuse.

On pourrait introduire cette sonde après avoir retiré le cathéter et la bougie; ordinairement, il est vrai, il n'y aurait pas de difficulté, mais quelquefois, soit par un spasme momentané de l'urèthre, soit par l'arrêt de l'extrémité de la sonde dans la plaie, on pourrait ne pas arriver à la faire pénétrer jusque dans la vessie, et on exposerait le malade à tous les accidents qui peuvent résulter du contact de l'urine avec une plaie fraîche de l'urèthre.

Pour éviter cet inconvénient sérieux, la lame retirée, on se sert de l'instrument lui-même pour conduire la sonde; pour agir ainsi, on enlève le petit anneau qui est à l'extrémité externe du cathéter, à sa place on fixe une extrémité de la tige métallique droite, longue de 30 centimètres ; sur cette tige d'abord, et de là sur le cathéter dans l'urèthre on fait glisser la sonde ouverte aux deux bouts, qui arrive ainsi sans gêne jusque dans la vessie ; puis, par la sonde, on retire le cathéter et la petite bougie.

M. Phillips préfère le moyen suivant. Il retire le cathéter, le dévisse, laissant la petite bougie dans l'urèthre, et le remplace sur l'ajutage de la bougie par une tige métallique de 30 centimètres ; puis de cette tige il fait glisser dans l'urèthre la sonde ouverte aux deux bouts sur la petite bougie qui lui sert de conducteur. Si on éprouve de la difficulté par l'un de ces procédés, on peut toujours employer l'autre.

Ce cathétérisme sur conducteur remonte à Desault ; et c'est après en avoir pris l'idée dans ses leçons, que Frédéric Plessman l'employa. Voici comment ce dernier l'a décrit (1) dans une observation curieuse.

(Il s'agissait de changer la sonde laissée à demeure chez un malade qui avait subi la cautérisation directe, par un stylet rougi au feu, d'un rétrécissement très-étroit). « Craignant de ne pouvoir réintroduire facilement la nouvelle sonde avant de retirer la première, j'y fis passer un fil de laiton fort mince,

(1) Livres contenant une série d'observations, et intitulé : *De la Médecine puerpérale, ou des accidents de la maternité.* Paris, 1797.

jusque dans la vessie; je l'y maintins pendant que je retirai la sonde, et en ayant enfilé un autre par l'extrémité externe du fil, je la fis couler le long de son trajet, qui la dirigea sans peine jusque dans le réservoir urinaire. »

Amussat l'employa, et M. Maisonneuve le remit en usage en 1844; dans son mémoire il insista surtout sur son utilité dans les cas de rétention causée par une hypertrophie de la prostate.

La sonde volumineuse rendue dans la vessie, on la fixe après avoir évacué l'urine.

En suivant exactement les manœuvres que je viens de décrire successivement l'une après l'autre dans l'ordre où elles se succèdent pendant l'exécution de l'opération, en maniant sciemment l'uréthrotome de M. Maisonneuve, on est sûr de couper tout ce qui est plus étroit que la lame, et de respecter tout ce qui est plus large ou aussi large. Ce qui revient à dire qu'on respecte forcément les parties saines.

La description de l'opération que nous venons de donner est le résultat des très-nombreuses expériences cadavériques, et des opérations sur le vivant que nous avons vu faire par M. Maisonneuve.

En répétant nous-même les manœuvres de l'opération sur le cadavre, il nous est arrivé, comme dans les expériences de M. Bracou (1), faites sous

(1) Bracou. Thèse 1863. *De l'Uréthrotomie interne comme méthode de traitement des rétrécissements de l'urèthre.*

la direction de notre maître M. le professeur Gosselin, de trouver de légères éraillures de la muqueuse, l'épithélium enlevé au niveau du collet du bulbe. Mais, comme le dit M. Tillaux (1), en parlant de ses expériences : « On sait avec quelle facilité ces éraillures se font sur le cadavre. »

De quelle lame doit-on se servir ?

Les expériences de Reybard sur les animaux, en démontrant que l'incision longitudinale sur l'urèthre sain est suivie de l'écartement des lèvres de la plaie, permet de faire à peu près indifféremment l'incision sur un point quelconque de la paroi du rétrécissement. Du reste, dans le cas de rétrécissement très-étroit et profond, je ne sais quel moyen pourrait faire diagnostiquer le côté le plus envahi par le tissu fibreux. Aussi le choix de la lame ne peut pas être indiqué par le rétrécissement.

M. Phillips préfère la lame inférieure, et ne se sert jamais que d'elle.

M. Maisonneuve emploie ordinairement la lame unique et supérieure. Comme nous l'avons vu en décrivant la manœuvre spéciale à l'emploi de cette lame ; pendant la section, la tension du rétrécissement par la lame même est augmentée par la pression continue du cathéter sur la paroi inférieure du canal. Ce mode d'incision est loin de ressembler à celui dont on se servait autrefois ; alors on appuyait directement sur le rétrécissement un

(1) Tillaux. Thèse d'agrégation, 1863. *De l'Uréthrotomie.*

tranchant fixé à l'extrémité d'une tige rigide; nous comprenons qu'avec une manœuvre aussi incertaine on ait pu faire en haut des incisions assez profondes pour ouvrir les corps caverneux. Avec la lame supérieure de l'instrument actuelle nous n'avons jamais vu même un écoulement de sang capable d'attirer l'attention.

La lame bilatérale fait, de chaque côté du rétrécissement, une incision; chacune a une profondeur moitié moindre que celle qui serait faite dans le même cas avec la lame simple; car les lames simples et les doubles ont le même diamètre. Il en résulte qu'après l'opération avec la lame double, on a quelquefois une dilatabilité très-insuffisante du point retréci. C'est ce que nous avons observé chez quelques malades. (Observ. 10 et 14.)

Ainsi les trois lames peuvent être également employées; mais,. en raison de la facilité extrême avec laquelle on manie la lame supérieure, nous la préférons.

CHAPITRE II.

Accidents causés par l'uréthrotomie.

La description complète de tous ces accidents nous entraînerait à faire un véritable volume. Nous bornerons ce chapitre à l'étude des causes et de la nature de chacun d'eux.

1° *Accidents locaux.*

Le premier de tous, la douleur qui accompagne l'opération, mérite à peine d'être mentionné; les malades interrogés par nous à ce sujet l'ont ordinairement comparée à celle que cause une légère coupure. Du reste elle est assez peu intense pour que nous ayons vu un malade s'opérer lui-même.

Il s'agissait d'un homme pusillanime, chez qui, jusqu'au moment de l'opération, le cathétérisme difficile avait souvent déterminé des accès de fièvre inquiétants. (Observ. 8.)

2° *Hémorrhagies.*

Dans tous les faits que j'ai recueillis moi-même, et dans ceux que M. le professeur Gosselin m'a donnés, je n'en trouve aucune mention.

Dans plusieurs des cas où M. Gosselin n'a pas mis la sonde à demeure, il y a eu consécutivement à l'opération un suintement de sang par l'urèthre qui s'est arrêté de lui-même dans le courant de la journée.

Cette absence d'hémorrhagie, qui tient certainement aux limites forcées de l'incision, est une excellente condition de succès de l'opération.

Ainsi on n'a plus à craindre l'accumulation de caillot dans la vessie, l'oblitération de l'urèthre par un caillot, cause si fréquente de l'infiltration d'urine autrefois; — on n'est plus obligé d'appliquer directement sur la plaie des hémostatiques, toujours assez irritants pour déterminer la suppuration. S'il s'écoulait un peu de sang, la sonde à demeure, qui développe forcément toute la surface de la plaie et qui s'applique sur elle, suffirait pour l'arrêter.

3° *Douleur qui accompagne la première miction.*

Elle est quelquefois assez vive pour arracher des cris.

M. Civiale rapporte (1) un cas où elle fut tellement forte que le malade faillit se trouver mal. L'observation suivante, que je dois à mon ami le docteur Tenneson, donne une idée de l'intensité de cette douleur.

Observation Ire.

M. X....., âgé de 25 ans environ, a eu plusieurs blennorrhagies de longue durée, et présente un

(1) Civiale, *Traité des maladies des voies urinaires*, 1856, t. 1er, page 454.

rétrécissement de l'urèthre extrêmement *étroit*, pour lequel on lui pratique l'uréthrotomie interne, dans le courant de l'année 1862.

Après la section, le chirurgien essaye d'introduire une sonde : n'y réussissant pas dans une première tentative, il juge à propos de ne pas insister davantage.

Aussitôt après l'opération le malade manifeste une envie pressante d'uriner. La miction se fait par un jet volumineux, mais détermine des douleurs extrêmement aiguës. Il lâche son urine d'une façon intermittente, le corps plié en avant, en proie à une anxiété des plus vives.

Les mêmes douleurs se reproduisent dans la journée à chaque nouvelle tentative de miction.

Vers le soir il est pris d'un frisson violent.

Le lendemain matin il ne présente qu'un mouvement fébrile modéré. Les douleurs en urinant sont encore pénibles, mais cependant moins aiguës; elles ont à peu près disparu le jour suivant. Le frisson ne se renouvelle pas, la fièvre tombe et le malade se rétablit complétement.

Après la relation de douleurs aussi vives, je m'empresse de dire (ce que nous verrons bientôt) que la sonde à demeure, mise immédiatement après la section, en préserve d'une façon absolue.

4° *Inflammation suppurative de la plaie.*

Très-fréquente après les incisions profondes; Reybard avoue l'avoir eue une fois sur six. Cette inflammation peut s'étendre dans l'urèthre; décoller la muqueuse, envahir le tissu cellulaire qui entoure le canal.

L'observation 4 de la thèse de M. Icard (1), où il s'agit d'un rétrécissement opéré en 1853 par M. Reybard, est un exemple de suppuration consécutive et abondante du canal pendant trois mois, qui en déterminant des abcès péri-uréthraux, ouverts au périnée, devint l'origine de fistules urinaires.

Nous avons dit tout à l'heure que l'hémorrhagie, si fréquemment la cause de cette suppuration abondante du canal après les incisions profondes, ne s'observait pas après l'uréthrotomie actuelle.

Mais, sans avoir de ces suppurations abondantes et prolongées, qui déterminent des délabrements plus ou moins étendus, quand la vie des malades n'est pas en jeu, il peut arriver à la suite de l'opération, faite comme nous l'avons décrite, que la plaie suppure avant de se cicatriser.

Cet accident, sans être grave pour le malade, compromet la guérison durable que l'on recherche par l'opération. En effet, la cicatrice, qui succède à la suppuration, étant épaisse et formée d'un tissu rétractile, au lieu de donner pour longtemps un calibre suffisant à l'urèthre, contribue à rétrécir le canal dans un temps limité. Les causes de cette suppuration sont tout ce qui peut irriter la plaie : con-

(1) Icard. Thèse de Paris, 1858. *Du Traitement des rétrécissements de l'urèthre.*

tact de l'urine, et sonde trop rigide dans l'urèthre. — Mais la sonde mise à demeure immédiatement après la section du rétrécissement, étant telle qu'elle n'oppose aucune résistance aux parois du canal, et qu'elle est d'un volume assez considérable pour évacuer facilement l'urine, améliore les conditions de cicatrisation de la plaie. Quand, trente-six ou quarante-huit heures après l'opération, on retire la sonde, la plaie est déjà recouverte d'une couche de lymphe plastique, assez organisée pour rendre sans action le contact de l'urine avec elle, mais elle n'est pas encore assez résistante pour ne pas être facilement érodée par la sonde dilatatrice; pour éviter la suppuration qui résulterait d'un cathétérisme trop prompt, bientôt à propos des soins consécutifs, nous énoncerons cette règle : on ne doit reprendre la dilatation temporaire que six ou sept jours après l'opération.

Nous décrirons avec les résultats de l'uréthrotomie la cicatrice mince et dilatable, qui résulte de la cicatrisation rapide sans suppuration de la plaie.

Il est des sujets chez qui la moindre égratignure, la plus petite plaie, quel qu'en soit le siége, ne se cicatrise jamais qu'après avoir suppuré. Malgré les précautions les plus minutieuses la cicatrice rétractile sera difficilement évitée dans ces cas; mais ces conditions de suppuration sont rares, car dans les observations que j'ai, et dans celle que je donne dans ce travail, non-seulement la suppuration n'a pas été observée, mais l'écoulement purulent, qui accompagne si souvent les rétrécissements, n'a plus continué après l'opération.

5° *Infiltration urineuse.* — Nous ne l'avons point vue, et nous ne pensons pas qu'elle ait été observée après l'opération que nous avons décrite. — Les conditions de la plaie, faite par l'instrument, rendant impossible le séjour de l'urine sur la plaie, la sonde à demeure permettant à la plaie de se recouvrir d'une couche de lymphe plastique suffisamment organisée; quand l'urine sort librement par le canal, elle ne trouve plus un passage pour pénétrer dans le tissu cellulaire péri-uréthral. L'indication que Bonnet (de Lyon) remplissait en cautérisant au fer rouge la plaie résultant de l'opération de la boutonnière, se trouve satisfaite ici par la sonde à demeure.

6° Quelquefois dans les cas de rétrécissements péniens, la cicatrice de la plaie consécutive à l'uréthrotomie, trop courte pour permettre l'érection, et trop faible pour retenir la verge courbée, se rompt soit pendant une simple érection, soit au moment du coït; il peut en résulter une infiltration d'urine.

Observation II.

S..... 50 ans, commissionnaire, entre, le 19 novembre 1863, à l'Hôtel-Dieu, salle Saint-Jean, service de M. Maisonneuve.

Chaudepisse aiguë, il y a vingt-trois ans, traitée par les injections; quelques années après il s'aperçoit qu'il pisse moins bien, mais sans s'inquiéter continue à travailler jusqu'au jour où, après avoir bu plus qu'à l'ordinaire, il fut pris subitement de rétention d'urine, il y a de cela treize ans. Porté à l'Hôtel-Dieu, y fut sondé, et apprit à se passer lui-même la sonde.

Depuis cette époque S..... se soigna tout seul en se sondant.

La difficulté pour uriner augmentant, il prit d'abord le parti de se sonder toutes les fois qu'il voulait uriner pour diminuer les efforts et la fatigue consécutive.

Les envies d'uriner devenant de plus en plus fréquentes, obligé de se pratiquer le cathétérisme jusqu'à trente fois dans la journée, pour ne pas être retardé dans ses courses, il plaçait à demeure sa sonde, munie d'un fausset, et l'envie se faisant sentir, il n'avait qu'à l'ouvrir pour uriner.

Souvent il est arrivé à S...., après avoir gardé sa sonde toute la journée dans le canal, de pisser du sang, le soir.

Il a eu de temps en temps de légers accès de fièvre. Une fois seulement l'accès a été assez intense pour le forcer à se mettre au lit.

Depuis quelques jours, il ne peut introduire qu'une sonde très-petite pour uriner, et les envies sont tellement fréquentes qu'il lui est impossible de travailler. A son entrée, il n'y a pas de mouvement fébrile, mais des douleurs de reins, et les urines sont chargées de flocons glaireux très-épais.

L'exploration du canal, faite par M. Maisonneuve, fait reconnaître un rétrécissement bien avant le bulbe, dans la portion spongieuse. En promenant le doigt le long du canal, sur la face inférieure de la verge, on sent, au niveau du scrotum, l'induration qui arrête la grosse sonde, mais le calibre du rétrécissement permet de passer facilement le numéro 5.

Le 21 novembre, M. Maisonneuve pratique l'uréthrotomie avec la grande lame unilatérale supérieure. La sonde à demeure est retirée après vingt-quatre heures; il n'y a pas eu d'accidents. Les jours suivants, la miction se fait très-librement. quelques bains, et de la tisane de graine de lin ramène l'urine claire.

La dilatation consécutive est faite à partir du 28 novembre et S..... sort de l'hôpital le 2 décembre, urinant librement trois ou quatre fois par jour seulement.

Deux jours après sa sortie de l'Hôtel-Dieu, sans avoir observé que sa verge était maintenue courbée pendant l'érection, au milieu du coït, il ressent tout à coup une vive douleur dans la verge et il s'écoule un peu de sang par le méat.

Le lendemain, la verge et le scrotum sont tuméfiés, bientôt le gonflement devient douloureux, et S..... rentre de nouveau dans le service de M. Maisonneuve, qui aussitôt fait des incisions sur la face inférieure de la verge, et met une sonde à demeure, en disant au malade d'uriner par elle.

Après trois jours, le gonflement tombé, la sonde est retirée. Comme le malade est habitué depuis longtemps à se sonder lui-même, on lui recommande de n'uriner que par la sonde, qu'il se passera aussitôt qu'il aura envie. Il sort de l'Hôtel-Dieu, le 7 janvier 1863.

Je revois ce malade, le 21 novembre 1864. Il me dit qu'il ne s'est sondé que cinq ou six fois depuis sa sortie de l'Hôtel-Dieu ; il urine devant moi. Le jet est assez gros, et va à 2 pieds de ses souliers. Je lui passe facilement la sonde n° 13, qui n'est pas serrée.

Cette courbure de la verge, pendant l'érection, existe souvent par le fait même du rétrécissement pénien, dont le tissu ne se prête pas à l'allongement de la verge ; dans ces cas, par l'uréthrotomie, on peut faire cesser cette déformation (observ. 7).

Aussi, dans les cas de courbure de la verge, pendant l'érection consécutive à l'uréthrotomie, le meilleur moyen de la faire disparaître, avant que le malade s'expose à une érection énergique capable d'amener une rupture de l'urèthre, c'est de revenir à l'opération, faite alors avec une lame plus grande.

2° *Accidents généraux consécutifs à l'uréthrotomie.*

Ces accidents comprennent, pour nous, tous les accès fébriles à forme intermittente, pernicieuse, typhoïque, comateuse, etc., et les phlegmasies de nature spéciale et à siége variable, parenchymes, tissu cellulaire, séreuses, muscles, etc., que l'on voit survenir consécutivement à l'accès fébrile initial.

La description de toutes ces manifestations morbides est très-complétement faite dans le travail de M. Marx (1). Nous ne nous occuperons ici que des causes et de la nature de ces accidents.

M. le professeur Velpeau, dans ses leçons sur les accidents consécutifs au cathétérisme, insiste beaucoup sur l'accès de fièvre initiale, qui débute toujours par un frisson. Il suffit de compulser toutes les observations qui ont été publiées dans ces dernières années sur ce sujet pour être convaincu que toujours le frisson est le premier symptôme annonçant un accident général consécutif à une opération sur l'urèthre. Tous les auteurs l'ont compris, tous ils insistent sur la difficulté du pronostic en face de ce frisson, aucun d'eux ne peut reconnaître à quelle forme d'accidents on va avoir affaire : l'accès peut être bénin et ne pas se renouveler ; il peut être bénin la première fois et pernicieux la seconde ; on peut voir survenir subitement les accidents inflammatoires les plus graves, après un accès fébrile d'une apparence simple.

Devant une telle incertitude j'ai dû consulter mes maîtres ; MM. Gosselin et Maisonneuve m'ont

(1) Thèse 1861. *Des Accidents fébriles à forme intermittente et des phlegmasies à siége spécial qui suivent les opérations pratiquées sur le canal de l'urèthre.*

dit que le frisson devait toujours faire craindre une complication grave.

Ceci posé, recherchons quelle peut être la cause du frisson.

Nous voyons (observation Ire) le malade qui n'avait pas eu de sonde à demeure après l'opération, être pris d'un frisson violent suivi de chaleur et de sueur, après avoir uriné.

M. Maisonneuve m'a donné la note suivante qui relate un fait datant de cinq ans.

Uréthrotomie interne. Après l'opération, le malade reste quatorze heures sans uriner, attendant, sur la recommandation de M. Maisonneuve, le médecin qui devait le sonder; épuisé, ne pouvant plus retenir ses urines, il pisse sans sonde.

Immédiatement après, frisson des plus violents pendant deux heures. Les jours suivants, phlegmons énormes et suppurés de toute la paroi gauche de la poitrine, et d'une partie de la région lombaire. De larges ouvertures furent faites : le malade guérit.

Ainsi, pendant les quatorze heures qui séparent l'opération de la miction, il n'y a pas *eu le moindre frisson.*

En compulsant les observations que je dois à l'obligeance de M. le professeur Gosselin, je trouve une série d'uréthrotomie interne faite sans la sonde à demeure immédiatement après l'opération, où nous voyons le frisson arriver après la première miction.

Voici le tableau des cas de cette série :

1° Perrin....	Opéré le 15 février 1862.	Frisson.	Sorti le	19 février.
2° Muot.....	—	8 juin 1862.	Frisson.	—	20 juin.
2° *Idem*....	— 22 sept. 1862.	Frisson.	—	30 septemb.
4° Brida.....	— 10 octob. 1862.	Frisson.	—	20 octobre.
5° Hanou....	— 10 nov. 1862	Frisson.	—	19 novemb.
6° Prunet....	— 6 sept. 1862.	Frisson.	—	20 septemb.
7° Cornu.....	— 25 nov. 1862.	Pas de friss.	—	1er décemb.
8° Leroy.....	— 17 août 1882.	Pas de friss.	—	3 septemb.
9° *Idem*.....	— 4 nov. 1862.	Frisson.	—	11 septemb.

Ainsi, sur 9 uréthrotomies, nous voyons 7 fois le frisson ; 7 fois il y a eu menace d'accidents graves.

Dans le cas de mort que mon maître M. Gosselin a eu à déplorer, le malade a uriné aussitôt la section du rétrécissement, faite avant qu'on ait eu le temps de passer la sonde destinée à rester à demeure. Ici un frisson de trois heures a commencé quelques instants après, et le malade est mort quinze jours après (obs. 7).

10° Goujon.... Opéré le 26 janvier 1863. Frisson. Mort le 10 février.

Puis nous avons une série d'opérations où la sonde à demeure a été mise dans le canal.

Voici le tableau de ces cas :

11° Prunet...	Opéré le 27 juin 1863.	Pas de frisson.	Sorti le	11 juillet.
12° Leroy....	— 18 nov. 1864.	Pas de frisson.	—	9 déc.
13° Durand...	— 30 juin 1863.	Pas de frisson pendant 24 h.	—	20 juillet.

Chez Durand, nous voyons un frisson apparaître au bout de vingt-quatre heures, malgré la sonde.

Jusque-là pas le moindre accident. Ici il y a une douleur très-vive au périnée ; et, lorsque, après quarante-huit heures, on retire la sonde, il s'écoule aussitôt un peu de sang mêlé d'urine, et de plus il y a œdème du périnée. Je suppose que, dans ce cas, il sera passé entre la sonde et le canal de l'urine dont le contact avec la plaie aura amené le frisson et un commencement d'infiltration (obs. 16).

14° Gilles....	Opéré le	30 juillet 1864.	Pas de frisson.	Sorti le 12 déc.
15° Dangler..	—	16 sept. 1861.	Pas de frisson.	— 3 oct.
16° Gallois...	—	4 déc. 1864.	Pas de frisson.	— 12 déc.

Dans ce dernier cas, la sonde est laissée vingt-quatre heures seulement; pendant tout ce temps il n'y a aucun accident; mais, après la première miction, qui s'est faite par le canal libre, il y a eu un frisson.

Observation III.

(Observation copiée sur le registre de M. Gosselin.)

Rétrécissement de l'urèthre (uréthrotomie).

Le 26 août 1862, est entré à la Pitié, salle Saint-Louis, n° 42, le nommé Prunet (Antoine), garçon de magasin, âgé de 37 ans.

Cet homme, d'une forte taille et bien constitué, a le teint terreux et maladif. Il semble beaucoup préoccupé de son état ou sous l'impression d'autres peines morales. Il contracta, en 1841, à l'âge de 16 ans, une blennorrhagie pour laquelle il ne fit aucun traitement jusqu'à l'âge de 20 ans, et avec laquelle il fatigua beaucoup sans faire cependant ni excès de boisson ni excès vénériens. A cette époque, il commença un traitement interne; il vit apparaître dans l'aine un bubon qui suppura. Il prit une seule injection que lui donna le pharmacien; mais on ne doit pas lui attribuer le rétrécissement, car le malade s'était aperçu que depuis longtemps il urinait plus difficilement et plus péniblement. Enfin, en 48, ayant souvent la fièvre et des frissons, mais sans cependant perdre l'appétit, urinant du reste très-lentement, il consulta M. Maisonneuve. Celui-ci le premier jour essaya de lui passer une petite bougie, mais sans y réussir; il fit alors pénétrer dans le canal une sonde armée d'un crayon de nitrate et cautérisa le rétrécissement. Ce traitement dura quinze jours environ, et pendant ce temps le malade subit 7 ou 8 cautérisations. Ces cautérisations étaient suivies d'injections d'eau tiède. Le malade prenait en outre deux bains par jour et appliquait des cataplasmes au périnée et sur la vessie. M. Maisonneuve continua ce traitement en lui passant des bougies qu'il retirait une demi-heure après leur introduction. Au bout de deux mois le malade urinait à plein canal et se considérait comme parfaitement guéri. Il continua environ un mois à se passer des bougies et ensuite il cessa complétement; cette guérison dura environ six ans. Au bout de ce temps, il se maria et un an après il commença à s'apercevoir qu'il urinait plus difficilement.

Depuis ce temps il n'a fait aucun traitement; il a fatigué beaucoup et a absorbé chaque jour une assez grande quantité de vin, sans cependant s'enivrer. Depuis lors le malade a toujours uriné de plus en plus difficilement. Il faisait de violents efforts, et lorsque malgré cela il ne parvenait pas à vider complétement sa vessie, il avait le frisson et la fièvre. Le mal est toujours allé en augmentant, et depuis six à sept mois le malade était obligé de prendre la position accroupie pour uriner, et, dans cette position seule, il parvenait avec de violents efforts à vider complétement sa vessie. Enfin vivement préoccupé de son état, il rentre à la Pitié, service de M. Gosselin, le 26 août. Le lendemain, à la visite, nous constatons l'état suivant :

Le malade a uriné un très-grand nombre de fois (12 à 15); l'urine est rouge et fortement ammoniacale. Elle dépose une certaine quantité de mucosités purulentes. M. Gosselin explore le canal avec la sonde d'argent ordinaire, constate, sans pouvoir le franchir, un rétrécissement occupant la portion bulbeuse.

M. Gosselin prescrit un bain et fait garder toutes les urines pour le lendemain; il dit en outre au malade d'essayer d'uriner le lendemain devant nous.

Le 28. L'urine conservée, très-abondante, est trouble, très-fortement ammonicale, alcaline, et dépose une grande quantité de mucus et de pus. Le malade a uriné un très-grand nombre de fois, l'urine n'a plus la teinte rouge de la veille, elle est blanchâtre. Il urine devant nous. Le besoin est tellement pressant qu'il peut uriner sans prendre la position accroupie. Le jet, d'abord bifide et divergent, devient bientôt simple, très-fin, tordu en tire-bouchon et très-court; il sort comme d'une pomme d'arrosoir.

Le 29. L'urine est plus abondante que la veille, plus blanche (laiteuse) et très-ammoniacale. Le malade a bu une grande quantité de tisane; il a une sorte de polyurie.

Nous devons signaler ici que le malade a un grand nombre de petits abcès sous le bras, qu'on incise et qui font retarder le traitement du rétrécissement.

Les 30, 31. L'urine est toujours abondante, conserve la couleur blanche opaline des polyuries. Elle est toujours ammoniacale et renferme d'abondantes mucosités. Elle ne contient pas d'albumine.

Les 1er et 2 septembre. Même état et mêmes urines.

Le 3. Le malade a eu dans la journée du 2 un violent accès de fièvre; il a tremblé pendant une heure et demie environ; sans nausées et sans céphalalgie. Cette fièvre et ce frisson, qui tient à ce que le malade n'a pu vider sa vessie, ne peut être regardé que comme un accès de fièvre urineuse.

Aujourd'hui, il ne présente rien de particulier, le frisson a complétement cessé et il n'y a pas de fièvre. L'urine est toujours blauche, mais moins abondante.

Le 5. Ne pouvant introduire la petite bougie de l'uréthrotome, M. Gosselin en laisse une au malade, en lui recommandant d'essayer de se l'introduire dans la journée et de la laisser à demeure dans la vessie pour le lendemain.

Le 6. Le malade a introduit la sonde; M. Gosselin y assujettit l'instrument et l'introduit dans la vessie (l'uréthrotome employé est coupant par sa concavité). Il éprouve une certaine résistance au niveau du rétrécissement. Il passe ensuite la lame et coupe le rétrécissement en éprouvant une certaine résistance.

Le canal est très-étroit et le malade souffre beaucoup. L'instrument retiré, il sort seulement quelques gouttes de sang.

Le 7. Prunet n'a pas souffert de son opération. Il s'est écoulé très-peu de sang, seulement le malade a eu la fièvre dans la journée et hier, le soir, il a été pris d'un frisson très-intense qui a duré une heure et demie; en outre, il n'a pas eu d'appétit et n'a rien mangé. Ce matin la fièvre a disparu et l'état général paraît très-bon. Le malade a uriné dans la nuit par un gros jet, qui, d'abord arrondi, a fini en lame.

L'urine a toujours les mêmes caractères.

Le 8. Le malade n'a pas eu de fièvre, mais dans la soirée d'hier un peu de diarrhée.

Le malade a uriné devant nous, la miction produit un jet considérable à plein canal. L'urine a repris la teinte ordinaire et perd la teinte blanche opaline.

Le 9. Le malade n'a point eu de fièvre; son appétit commence à revenir, il urine sans douleur et le jet est d'une grosseur remarquable.

Le 10. M. Gosselin essaye de lui passer une bougie n° 15, mais le malade éprouvant de trop vives souffrances, on se contente du n° 12, qu'il garde pendant dix minutes. Il n'a pas de fièvre, l'appétit est faible, la miction se fait abondamment sans douleur, et l'urine reprend la teinte normale.

Le 11. Le malade se passe lui-même la bougie n° 12, qu'il garde cinq minutes, et nous dit qu'hier il a éprouvé quelques douleurs en urinant, surtout après l'extraction de la bougie.

Le 12. Les douleurs ne se font plus sentir pendant la miction. On passe encore la bougie n° 12. L'état général est meilleur.

Le 14. M. Gosselin emploie jusqu'au 18 septembre la bougie n° 17, qui fait souffrir un peu le malade, mais qu'il peut garder cinq minutes. Ensuite il urine avec un très-gros jet et sans douleur.

M. Gosselin, en passant lui-même la bougie au malade, ne sent plus de traces de rétrécissement.

Le 19. On passe le n° 18, que le malade garde pendant dix minutes, mais il nous dit que l'extrémité du gland est restée ensuite gonflée pendant quelque temps.

Le 22. M. Gosselin introduit la bougie n° 21, que le malade supporte très-bien, mais à la première miction après la sortie de la bougie, il rend quelques gouttes de sang.

Le 24. Le malade pouvant uriner dans toutes les positions sans effort et sans douleur, avec un gros jet, étant du reste débarrassé de ses abcès de l'aisselle, M. Gosselin, lui remet deux bougies n°s 16 et 18, en lui recommandant de s'en servir exactement, et lui signe son exeat.

Le 12 juin. Ce malade rentre le 12 juin. Il nous dit que pendant un mois il s'est sondé à l'aide des bougies n°s 16 et 18, comme la recommandation lui en a été faite ; mais un jour n'ayant pu faire pénétrer la plus petite de ces bougies, il a abandonné le cathétérisme. Cependant, même après cette impossibilité de faire pénétrer les bougies, le malade n'en continue pas moins à uriner facilement avec un jet tout aussi volumineux qu'à sa sortie de l'hôpital. Le bon état de son rétrécissement persiste jusqu'au commencement du mois de juin. C'est alors qu'il commence à avoir de la peine à uriner; tous les jours le jet d'urine diminue et prend la forme en spirale, en lame de couteau, au dire du malade.

Le 10 juin la miction ne se faisait plus que goutte à goutte et nécessitait des efforts inouis de la part du malade, qui ne pouvait parvenir à vider complétement sa vessie le plus souvent qu'en s'accroupissant.

Le 12, le malade entre à l'hôpital, et le 13, M. Gosselin introduit assez facilement une bougie du n° 8, puis une autre du n° 9, mais avec quelque difficulté; elle est serrée au niveau du rétrécissement, qui siége dans la portion membraneuse. Cette dernière bougie est gardée de quinze à vingt minutes, et le malade a jusqu'au lendemain matin six à huit mictions qui se font sans effort et avec un jet assez volumineux, presque normal.

Le 14. La bougie n° 9 est de nouveau introduite et gardée un quart d'heure. Le reste de la journée la miction est facile et moins fréquente.

Le 15. Les bougies n°s 9 et 16 sont introduites très-facilement, mais le n° 17 est arrêté par le rétrécissement.

Le 16 juin. La bougie n° 17 ne peut encore passer et le malade garde comme les jours précédents environ vingt minutes le n° 16.

Le 17. La bougie n° 17 peut enfin passer assez facilement; le malade l'a gardée une heure et dit qu'en la retirant, il a senti une résistance assez forte.

Ajoutons que depuis son entrée, le malade est dans un état général aussi bon que possible jusqu'au 26 juin, les symptômes sont les mêmes et toujours les mêmes difficultés de cathétérisme se présentent. Cependant on arrive à passer la bougie n° 19; mais elle est très-serrée. Aussi M. Gosselin se décide-t-il à faire une nouvelle opération d'uréthrotomie; un demi-lavement est ordonné pour le lendemain matin, et sera gardé. Tisane de pariétaire.

Le 27. Le malade a pris un bain à 7 ou 8 heures du matin, a reçu et gardé son demi-lavement, et a bu hier et ce matin de la tisane de pariétaire. L'opération est faite vers neuf heures : une première fois M. Gosselin, au moment où le conducteur étant dans le canal, l'uréthrotome va être introduit, s'aperçut que quelques gouttes d'urine baignaient le méat; l'opération est remise à la fin de la visite et l'on engage le malade à bien vider sa vessie.

De nouveau, au bout d'une demi-heure, le conducteur de M. Maisonneuve est introduit et M. Gosselin pratique l'opération au moyen de l'uréthrotome bilatéral de M. Maisonneuve. Le rétrécissement est franchi avec facilité ; quelques gouttes de sang s'écoulent après qu'on a retiré l'uréthrotome. Une sonde n° 23 est placée et laissée à demeure, et M. Gosselin recommande au malade d'uriner tous les quarts d'heure, afin de prévenir l'écoulement de l'urine entre la sonde et le canal.

Le 28. Le malade n'a pas eu de frisson ni aucun mouvement fébrile. Il urine désormais toutes les deux heures, en ayant soin de déboucher la sonde. Pas une seule goutte d'urine n'a passé entre la sonde et le canal; la nuit cependant, le malade nous dit qu'il en est passé une goutte ou deux. L'état général est excellent.

Le 29. La sonde est retirée, le malade n'éprouve aucune douleur; il urine avec un jet assez volumineux; l'état général continue à être bon.

Le 30. Le malade a un peu souffert, mais il localise plutôt sa douleur dans la vessie que dans l'urèthre.

Du 30 juin au 11 juillet, les bougies sont introduites et gardées pendant un quart d'heure ou vingt minutes. Ce sont les n°s 21, puis 22 et 23, et enfin 24 que le malade continue encore d'introduire sans éprouver de douleur. Le jet d'urine est presque aussi volumineux qu'à l'état normal.

Pendant quelques jours seulement, il a éprouvé un peu de douleur à l'hypogastre.

Le 11 juillet. M. Gosselin lui recommande de s'introduire la bougie n° 24 pendant quelques mois, et l'envoie à l'Asile impérial de Vincennes.

Dans cette observation, nous voyons qu'après la première opération, non suivie de sonde à demeure, il y a eu plusieurs frissons assez intenses.

Après la seconde, la sonde à demeure fut mise, et le malade n'a pas éprouvé le plus léger accident.

Si maintenant nous donnons le résultat collectif des observations que nous avons prises dans le service de M. Maisonneuve, où la sonde à demeure, pendant vingt-quatre à quarante-huit heures après l'opération, était toujours mise, nous voyons qu'il n'y a jamais de frissons.

De la réunion de tous ces faits, il nous est permis de conclure que : *Le frisson, signe initial des accidents urineux consécutifs à l'uréthrotomie, apparaît seulement, lorsque l'urine a été en contact avec la plaie fraîche de l'urèthre, ou avec la plaie de l'urèthre dont le travail de cicatrisation n'est pas suffisamment avancé.* Ce fait bien établi, comment expliquer la production des accidents consécutifs à ce frisson ?

M. Velpeau, dans ses *Leçons de clinique chirurgicale*, page 330, dit : « Je vous ai déjà parlé de l'infection purulente, et vous savez que c'est par de violents frissons que commence ordinairement la maladie; ils annoncent l'introduction dans le sang d'un agent septique, le pus; il en est peut-être ainsi dans la maladie que je viens de décrire. L'urine, ainsi que vous le savez, est un des liquides les plus dangereux de l'économie, et qui produit les ravages les plus affreux quand il est sorti de ses canaux naturels; quand il est épanché dans les séreuses, infiltré dans le tissu cellulaire; serait-il donc étonnant que quelques-uns de ses principes forcés, on ne sait comment, de rentrer dans le torrent de la circulation, par suite de l'opération du cathétérisme, pratiquée dans certaines conditions peu ou mal connues, ne devinssent la cause de tous ces phénomènes? Je n'insisterai pas plus longtemps sur ce point, messieurs, car il serait trop facile de s'égarer dans le champ des hypothèses. »

Nous voyons M. Velpeau émettre, à titre d'hypothèse, que l'introduction dans le torrent de la circulation de quelques-uns des principes de l'urine est la cause des accidents; mais pour lui le mécanisme de cette introduction n'est pas clair. L'illustre professeur de la Charité s'arrête en disant : qu'il y a certains principes de l'urine absorbés. Si nous étudions bien ce qui s'est passé dans les cas d'uréthrotomie, sans sonde à demeure après l'opération, que nous rapportons, nous voyons que l'urine en nature a été en contact avec la plaie de l'urèthre, et que l'absorption de l'urine par cette plaie fraîche n'a certainement pas dû se limiter à certains de ses principes, mais s'est faite sur tous indistinctement ; de plus la surface de cette plaie présente forcément des orifices vasculaires ; ainsi l'urine trouve là une voie d'entrée facile dans le torrent circulatoire.

Cette opinion, que l'introduction de l'urine en nature dans le torrent circulatoire est la cause des accidents urineux consécutifs aux opérations pratiquées sur l'urèthre, a été émise par M. Maisonneuve, depuis fort longtemps, dans ses leçons cliniques. Dans la thèse de M. de Saint-Germain, 31 janvier 1861, je trouve ceci : « Voici les idées professées par M. Maisonneuve. Les accidents fébriles consécutifs aux opérations pratiquées sur l'urèthre sont dus à la pénétration directe de l'urine dans les vaisseaux du tissu spongieux.

« Ces accidents présentent une foule de nuances, depuis le simple frisson passager, jusqu'aux accidents foudroyants qui tuent dans l'espace de quelques heures.

« Ces différences entre les phénomènes fébriles

(1) Thèse de Paris, 1861. *De la Fièvre uréthrale.*

reconnaissent deux causes distinctes : 1° la qualité variable de l'urine ; 2° l'accès plus ou moins libre livré à ce liquide dans les vaisseaux du tissu érectile.

« Si, en effet, l'urine est saine, si d'un autre côté il ne s'est produit à la surface de l'urèthre qu'une éraillure insignifiante, les accidents seront souvent nuls et à peine sensibles.

« Au lieu d'une simple éraillure, admettez une ouverture assez large, et vous aurez affaire à des accidents sérieux.

« Supposez maintenant que l'urine soit décomposée, et qu'au moyen d'une large incision vous lui permettiez une libre entrée dans les vaisseaux, vous ne tarderez pas à constater de ces accidents terribles qui sidèrent les malades avec une foudroyante rapidité, surtout si un obstacle organique situé dans l'urèthre s'oppose à la sortie du liquide septique.

« Voici les principales raisons sur lesquelles M. Maisonneuve s'appuie :

« 1° Le frisson de la fièvre uréthrale ne survient jamais avant que le malade ait uriné, et le plus souvent peu de temps après l'expulsion de l'urine. 2° Outre les considérations exposées plus haut au sujet de la voie plus ou moins large laissée à la pénétration de l'urine, la fièvre uréthrale varie dans sa forme, dans sa durée, dans son intensité suivant les qualités de l'urine absorbée.

« Si l'urine est saine, si l'on n'a constaté avant l'opération aucune altération dans ce liquide, la fièvre est simple, se borne à un ou deux accès et disparaît avec une grande rapidité. Si au contraire l'urine a subi auparavant une décomposition plus ou moins complète, les accidents deviennent graves, quelquefois terribles, chez les vieillards par exemple, souffrant depuis longtemps d'une affection des voies génito-urinaires.

« 3° Si, par un moyen naturel ou artificiel, il s'établit une fistule urinaire, il sera possible de pratiquer toutes sortes de manœuvres sur la partie du canal qui ne livre pas passage à l'urine, sans déterminer le moindre accident fébrile. Ces accidents fébriles reparaîtront avec intensité, si le canal redevenu perméable est soumis à une opération quelconque. »

La conclusion que nous fournissent les faits énoncés plus haut vient s'ajouter à cette dernière rairon, à titre de véritable expérience.

Cette opinion bien arrêtée *de l'intoxication urineuse* causée par le contact de l'urine avec une plaie de l'urèthre, devait naturellement modifier la pratique de M. Maisonneuve. Jusque-là les accidents si fréquents causés par la sonde à demeure, laissée pour dilater les rétrécissements, avaient empêché beaucoup de chirurgiens de placer une sonde dans l'urèthre, après l'uréthrotomie. Mais la possibilité de mettre la plaie à l'abri du contact de l'urine, fit alors employer à M. Maisonneuve la sonde à demeure immédiatement après l'opération.

Dans le Mémoire de M. Gaujot, fait avec les observations recueillies à la clinique de M. Sédillot, et publié en 1860 (1), je trouve que la sonde à demeure, immédiatement après l'uréthrotomie, est repoussée de la façon la plus formelle. Page 108, il dit : « Nous ne plaçons aucune sonde évacuatrice, ou dilatatrice dans la vessie. La présence d'un corps étranger sur la plaie expose à des inflammations suppuratives ou gangreneuses, et le meilleur moyen de les prévenir est de s'opposer aux infiltrations d'urine, et de laisser le sang recouvrir, en s'y incorporant, les surfaces divisées. »

En 1861, le 4 novembre, c'est-à-dire neuf mois après la publication de la thèse de M. de Saint-Germain, contenant l'opinion de M. Maisonneuve sur les accidents consécutifs aux opérations sur l'urèthre, M. Sédillot présente à l'Académie des sciences, une note intitulée : *Des accidents graves qui suivent parfois le cathétérisme et les autres opérations sur l'urèthre* (2), dans laquelle se trouve ceci : « A mes yeux l'absorption de l'urine normale ou altérée est la seule et véritable origine des complications dont la gravité est en rapport avec la quantité et les propriétés plus ou moins virulentes du liquide. » Puis, il conclut à la sonde à demeure dans l'urèthre, pendant vingt-quatre à quarante-huit heures après l'u-

(1) Gaujot, 1860. *De l'uréthrotomie interne.* Extrait du recueil de mémoire de médecine, de chirurgie et de pharmacie militaires.

(2) *Gazette des hôpitaux*, novembre, 1861.

réthrotomie, avec cette précaution, ajoute-t-il, on ne voit jamais de frisson.

De cet exposé résulte pour nous que, dans la pratique des opérations sur l'urèthre, toutes les fois qu'il y aura plaie, il faudra mettre une sonde évacuatrice à demeure dans le canal, jusqu'à ce que la lymphe plastique qui s'épanche à la surface de la plaie soit suffisamment organisée, pour qu'il n'y ait pas absorption de l'urine, au moment de la miction.

Cette pratique, qui est la conclusion tirée des faits que nous publions, est ainsi appuyée et corroborée par les publications successives de M. Maisonneuve (janvier, 1861), et de M. Sédillot (novembre 1861).

3° *Accidents généraux spontanés chez les sujets atteints d'une affection chronique des organes génitaux urinaires, ou consécutifs au cathétérisme en apparence facile.*

Ces accidents généraux si graves d'intoxication urineuse que l'on observe à la suite de l'uréthrotomie, quand on n'a pas mis la plaie à l'abri du contact de l'urine, se présentent avec le même début, la même marche et les mêmes variétés de forme chez les sujets atteints d'affections chroniques des organes génito-urinaires. Ces faits ne sont pas rares, et la présence du frisson suivi de chaleur et de sueur, chez un sujet atteint de rétrécissement de l'urèthre, pourrait bien inquiéter le chirurgien et même l'empêcher de pratiquer une opération salutaire, s'il n'avait pas sur ces accidents une opinion nette.

Cherchons à préciser la nature de ces accidents.

Observation IV.

Tous les ans à pareille époque je revois un malade de la province atteint d'un rétrécissement de l'urèthre, consécutif à plusieurs chaudepisses. Les premières gênes de la miction remontent à quinze ans. Voici le résumé de son observation. Depuis environ cinq ans, il se sonde au moins deux ou trois fois par semaine; si par oubli ou par négligence, il reste quinze ou vingt jours sans le faire, l'urèthre se rétrécit rapidement, et, au lieu du n° 18 ou 19 qu'il passe ordinairement, il ne peut plus se servir que du n° 7 ou 8. Dans cet état, la moindre fatigue, causée par une veille ou une marche un peu longue, suffit pour rendre la miction plus difficile, plus fréquente et pour déterminer des frissons légers. Deux fois le frisson a été violent et fut suivi des stades de chaleur et de sueur.

Sur la recommandation de son médecin, il s'abstient de tout cathétérisme pendant ses accès de fièvre; il attend que le repos et un régime léger aient tout dissipé pour reprendre la dilatation de son canal.

Lallemand (1) donne l'histoire d'un malade atteint

(1) *Maladies des organes génito-urinaires.*

de rétrécissement de l'urèthre, qui fut pris plusieurs fois de rétention d'urine complète, s'annonçant par de violents frissons, et se terminant par d'abondantes sueurs.

Dans la thèse de M. Marx (1), je trouve quatre observations, les 14e, 15e, 16e et 17e dues à M. Gintrac père. Dans ces quatre faits, il s'agit de sujets atteints d'accès de fièvre précédés de frissons intenses, chez qui, après avoir essayé les antipériodiques ordinaires, sans succès, on reconnut une gêne de la miction causée par un rétrécissement de l'urèthre ; le rétablissement du calibre du canal a, dans les trois derniers cas, fait disparaître immédiatement les accidents.

Dans son *Traité des maladies des voies urinaires*, page 538 (2), M. Civiale cite des faits dans lesquels les accès fébriles ont été suivis d'abcès, d'inflammation parenchymateuse, etc... de tout ce qui a été observé après le frisson qui suit une opération pratiquée sur l'urèthre.

En nous bornant au cas spécial qui nous occupe, le rétrécissement de l'urèthre, sitôt qu'il a diminué notablement le calibre du canal, il y a de la difficulté pour uriner, la miction s'accompagne d'efforts violents quand le malade n'est pas obligé de s'accroupir, de se mettre à quatre pattes ; quelquefois la sortie de l'urine n'est provoquée, au milieu des

(1) *Loc. cit.*
(2) *Loc. cit.*

efforts, que par des tractions sur la verge, semblables à celles qui sont faites sur le pis de la vache pour la traire: chaque traction est suivie d'un jet petit et de courte durée (observ. 10).

Ces difficultés de la miction la rendent incomplète; toujours il reste une certaine quantité d'urine dans la vessie; la paroi vésicale perd la faculté de se contracter complétement et peu à peu sa limite de contraction, constamment reculée par ces difficultés continuelles de la miction, souvent accrues par les écarts de régime, fait que la quantité d'urine que le malade garde dans sa vessie, sans éprouver le plus léger besoin d'uriner, est de plus en plus grande.

Dans ces conditions, les mictions deviennent plus fréquentes, et il n'est pas rare de voir des malades qui urinent quinze à vingt fois par nuit.

En arrière du rétrécissement, dans le canal lui-même, il y a aussi rétention constante d'une petite quantité d'urine. Là les muscles propres de l'urèthre n'ont pas assez de force pour chasser en avant du rétrécissement les dernières gouttes d'urine. Cette rétention d'urine dans la dilatation ampoulaire du canal, qui existe toujours en arrière de l'obstacle, y détermine l'inflammation, le ramollissement, et quelquefois l'ulcération et la rupture de la muqueuse en ce point. De là, sécrétion dans cette partie postérieure du canal de muco-pus qui se mélange à l'urine retenue par l'obstacle.

La suppuration de la muqueuse située en arrière du rétrécissement est indiquée par l'écoulement uréthral concomitant, ou bien cet écoulement étant en général peu abondant, par la sortie de l'urèthre, immédiatement avant l'urine au début de la miction, d'une petite quantité de muco-pus.

Nous avons vu par les faits cités plus haut, que les phénomènes d'intoxication urineuse s'observent chez les sujets atteint de rétrécissement, sans qu'ils aient subi la moindre tentative de cathétérisme. L'exposition succincte des troubles dynamiques de la miction que nous venons de donner fait voir que le rétrécissement s'accompagne toujours de la rétention d'une quantité plus ou moins grande d'urine dans la vessie ; ceci est prouvé de plus par ce fait : après la section du rétrécissement dans l'uréthrotomie, sitôt que la sonde qui doit rester à demeure est dans la vessie, il suffit d'abaisser son extrémité externe pour voir sortir de l'urine : et cependant, comme nous le dirons bientôt, on prend la précaution de faire pisser le malade immédiatement avant l'opération. Cette urine en permanence dans la vessie est naturellement soumise à l'absorption ; bientôt elle s'altère, devient ammoniacale, irrite les parois de la vessie qui s'enflamment ; les cellules de l'épithélium de la muqueuse vésicale sont plus ou moins détruites par l'alcali contenu dans l'urine, et l'absorption peut se faire activement. Il suffira alors, si déjà les phénomènes d'intoxication urineuse n'existent pas, d'une bien faible quantité d'urine absorbée par une plaie ou une érosion de l'urèthre, pour voir les accidents éclater.

Le premier temps du manuel opératoire de l'uréthrotomie consiste à introduire jusque dans la vessie une sonde en gomme très souple. Il arrive quelquefois que ce temps si simple dans le cas de rétrécissement peu étroit et non compliqué de fausse route, devient des plus difficile dans les cas de coarctation étroite ou sinueuse, et le chirurgien, si habile qu'il soit, n'arrive pas toujours d'emblée dans la vessie; il explore plus ou moins longtemps la surface antérieure du rétrécissement; souvent il est obligé de répéter plusieurs jours de suite ses tentatives avant de pénétrer, comme dans les deux observations de M. Philips, publiées dans la *Gazette des hôpitaux*, 1862, et dans l'observation 8.

Après ces manœuvres, il n'est pas rare de voir survenir du frisson, et même les accidents les plus graves de l'intoxication urineuse. Ordinairement, l'écoulement d'un peu de sang par le méat permet d'affirmer qu'il y a eu plaie et contact de l'urine avec elle. Mais il est des cas où il n'a pas été vu de sang, même avant la première miction qui a suivi le cathétérisme; et cependant il y a eu du frisson. Nous croyons qu'ici l'extrémité de la sonde qui a exploré plus ou moins longtemps la surface antérieure du rétrécissement y a irrité la muqueuse, y a dénudé les papilles vasculaires du derme muqueux sans les blesser; et alors, pour que les conditions d'absorption urineuse existent, il suffit que le muco-pus, mélangé d'urine, retenu en arrière du rétrécissement, le traverse, soit sous l'influence d'un effort quelconque en dehors de la miction, soit sous l'influence des efforts que le malade fait pour uriner sans pouvoir y parvenir, soit par l'impulsion en avant due aux contractions des muscles propres de l'urèthre, soit enfin par l'émission facile de l'urine. L'absorption directe qui en résulte, chez un sujet qui déjà est dans les conditions d'intoxication urineuse possible, par la présence constante dans sa vessie d'urine plus ou moins altérée, explique facilement l'apparition si fréquente des frissons dans ces cas.

En compulsant toutes les observations d'accidents consécutifs au cathétérisme, des nombreux travaux publiés sur ce sujet depuis quelques années, les thèses de MM. Perdrigeon (1), Hornsbostel (2), Mauvais (3), de Saint-Germain (4), Marx (5), j'ai remarqué que dans toutes il s'agissait de cathétérisme pratiqué chez des sujets qui avaient une affection plus ou moins ancienne de l'urèthre ou de la vessie : rétrécissement de l'urèthre, hypertrophie de la prostate, catarrhe de la vessie, calculs vésicaux. Ainsi, dans tous ces cas, les sujets, avant le

(1) Thèse, 1853.
(2) Thèse, 1859.
(3) Thèse, 1860.
(4) *Loc. cit.*
(5) *Loc. cit.*

cathétérisme, étaient dans les conditions d'absorption d'urine possible, se faisant plus ou moins selon la nature de l'affection et selon les prédispositions individuelles.

Cette coïncidence constante des accidents consécutifs au cathétérisme avec une altération antérieure plus ou moins ancienne des voies urinaires, vient certainement appuyer ce que nous avons dit sur la nature réelle de ces accidents.

4° *De la pyélo-néphrite déterminée par le rétrécissement en dehors de toutes manœuvres sur l'urèthre.*

La rétention constante d'une certaine quantité d'urine dans la portion postérieure de l'urèthre et dans la vessie y amène l'inflammation de la muqueuse. Cette stagnation d'urine peut s'étendre plus haut dans les uretères, dans les bassinets, dans les calices, à la surface du rein, et y déterminer l'inflammation suppurative. La pyélo-néphrite peut encore tenir à la propagation par l'uretère de l'inflammation de la muqueuse vésicale au rein, sans qu'il y ait eu rétention d'urine altérée à la surface du rein. Cette pyélo-néphrite, de cause toute locale, sera souvent guérie par le rétablissement du calibre de l'urèthre qui rend la miction plus facile et plus complète.

En énumérant les différents siéges que peuvent prendre les phlegmasies déterminées par l'intoxication urineuse nous avons dit que les parenchymes étaient souvent atteints : celui du rein est peut-être le plus fréquemment le siége de ces abcès multiples qui ressemblent tant à ceux que produit l'infection purulente.

Que l'altération rénale soit de cause locale ou de cause générale, le diagnostic du degré de la lésion est des plus importants. Nous essayerons de fixer jusqu'à quel moment de la maladie l'uréthrotomie, en rétablissant le calibre du canal, peut amener la guérison.

CHAPITRE III.

SOINS PRÉPARATOIRES, ET SOINS CONSÉCUTIFS A L'OPÉRATION.

Soins préparatoires.

Ce chapitre n'est que la conséquence pratique du précédent. Tous les soins que nous allons décrire ont pour but de prévenir les causes des accidents généraux et locaux.

Nous verrons bientôt, quand nous chercherons à préciser les indications de l'uréthrotomie, que toujours l'opération est nécessitée, par l'insuffisance ou l'impossibilité de la dilatation temporaire: 1° quand on ne peut plus passer un numéro plus élevé ; 2° quand, arrivé à un certain degré, on ne peut pas passer un numéro plus fort, sans avoir un accès de fièvre. Et, dans ce cas, souvent le cathétérisme se fait sans une résistance physique appréciable du rétrécissement.

Ce début du traitement par la dilatation temporaire, même dans le cas où tout fait supposer de prime abord que l'uréthrotomie sera nécessaire, a aussi pour but de faire disparaître, ou tout au moins, de diminuer la pusillanimité du malade, cause du spasme de l'urèthre au moment du cathétérisme ou de l'opération.

Il est des cas où la dilatation ne peut pas être faite, ou sitôt que le rétrécissement est assez large pour passer le cathéter, on s'empresse, à juste titre, de pratiquer l'opération, afin de faire disparaître les accidents fébriles inquiétants, qui apparaissent même après le plus habile cathétérisme.

Dans ces cas graves où souvent le chirurgien n'arrive à passer une toute petite sonde jusque dans la vessie qu'après de longues séances de tentatives, la crainte si juste de ne pas pouvoir introduire une seconde fois la bougie dans le rétrécissement et de perdre ce si grand pas de gagné, fait qu'on laisse la bougie à demeure, jusqu'à ce que sa mobilité dans le rétrécissement laisse supposer que la dilatation est suffisante pour laisser passer le cathéter.

Nous avons vu que le frisson, signe initial des accidents consécutifs à l'uréthrotomie, ne survient jamais lorsqu'il n'y a pas eu contact de l'urine avec la plaie. Aussi, est-il d'une grande importance que le contact des instruments avec l'urèthre pendant l'opération ou la section même du rétrécissement, ne détermine aucune contraction de la vessie, capable de faire sortir l'urine avant que la sonde à demeure soit placée dans l'urèthre.

Notre maître, M. Gosselin, pour éviter cette sortie de l'urine pendant l'opération, dit au malade d'uriner immédiatement avant de commencer l'opération. Si l'on a affaire à un rétrécissement assez large pour que la miction soit facile, cette précaution suffira pour ramener la vessie à sa limite habituelle de contraction. Mais, dans les cas de rétrécissement étroit, lorsque le malade a eu souvent sa vessie distendue par des rétentions d'urine consécutives à des excès, lorsque surtout on a devant soi une de ces rétentions, pour ramener la vessie à sa limite de contraction, on est obligé de la vider par le cathétérisme. Si on peut passer une petite sonde-bougie, le problème est facilement résolu, et, dans un temps court, la vessie est suffisamment revenue sur elle-même.

Mais, quand on ne peut franchir le rétrécissement qu'avec une sonde filiforme en baleine, par exemple, comme dans les cas publiés par M. Philips (1); le plus souvent, surtout dans les premiers instants où la sonde est dans l'urèthre, l'urine ne s'écoule pas par-dessus; alors, pour l'évacuer de temps en temps on retire la sonde lentement sans dégager son extrémité fine du rétrécissement, jusqu'à ce qu'elle s'écoule. A chaque fois que l'on retire ainsi la sonde, il s'écoule une quantité de plus en plus abondante d'urine. Ainsi, on ramène la vessie à sa limite de contraction habituelle, et la présence continuelle de la sonde dans le rétrécissement le dilate et lui donne le calibre suffisant au passage du catéther.

M. Gosselin, dans les vingt-quatre heures qui précèdent l'opération, fait prendre au malade deux ou trois pots de tisane diurétique (tisane de pariétaire), et immédiatement avant l'opération, un grand bain; son but est de modifier la nature des

(1) *Gazette des hôpitaux*, 1862.

urines, de les rendre moins toxiques. Nous avons vu faire quatre opérations dans ces conditions sans aucun accident.

Lorsque le rétrécissement est assez large pour que l'augmentation de la quantité d'urine, qui résulte de l'usage des diurétiques n'amène pas une gène plus grande de la miction; chaque fois que le malade urine, la vessie revenant toujours à sa limite de contraction, rien ne s'oppose à ce qu'on renonce aux avantages des diurétiques; mais, dans les cas où la miction ordinaire est difficile, où déjà l'augmentation de la quantité d'urine, par l'ingestion d'une quantité de boisson plus grande, a de la tendance à distendre trop la vessie et à amener la rétention, chaque miction ne pouvant plus ramener la vessie à sa limite de contraction habituelle, les diurétiques sont, croyons-nous, contre-indiqués; car, sous leur influence, le vessie distendue ne revenant pas à sa limite de contraction par la miction qui précède l'opération, et ne cessant pas d'être active, la disparition brusque du rétrécissement par la section est immédiatement suivie de la-sortie de l'urine, avant qu'on ait placé la sonde à demeure. C'est ce qui est arrivé dans le cas de mort que nous rapportons (obs. 7).

Le grand bain immédiatement avant l'opération doit être pris avec beaucoup de précaution, pour éviter le refroidissement.

Nous n'insisterons pas sur l'emploi des purgatifs avant l'opération; s'il y a de la constipation, il est évident qu'un laxatif suffisant, pour rétablir le cours des fonctions digestives, sera indiqué. Nous ne croyons pas à l'utilité des purgatifs dans tous les cas. Autant que possible, il faut que le sujet qui va subir l'uréthrotomie soit dans son état physiologique normal, de façon à ce qu'il n'y ait pas absorption facile de l'urine, si par hasard elle est en contact avec la plaie fraîche.

En résumé, les soins préparatoires à l'uréthrotomie sont :

1° La dilatation temporaire du retrécissement qui remplit l'indication que les auteurs appellent la préparation du canal; qui donne au retrécissement le calibre nécessaire au passage du cathéter, dans les cas de coarctation très-étroite.

2° Ramener la vessie à sa limite de contraction habituelle.

Soins consécutifs.

Ils ont pour but : 1° de mettre à l'abri de l'intoxication urineuse; 2° d'éviter les accidents locaux et de favoriser par cela même la cicatrisation rapide de la plaie.

Nous avons vu que le frisson initial des accidents qui constituent l'intoxication urincuse consécutive aux plaies de l'urèthre n'arrive jamais qu'après le contact de l'urine avec la plaie fraîche. De là l'indication que nous avons formulée de placer dans l'urèthre une sonde à demeure immédiatement après l'uréthrotomie. Mais cette sonde ne suffit pas pour empêcher le contact de l'urine avec la plaie, il faut de plus que l'urine ne puisse pas passer entre elle et la muqueuse uréthrale au moment de la miction. De là, les précautions suivantes :

Aussitôt l'opération, dès que la sonde est placée, le chirurgien doit évacuer l'urine retenue dans la vessie par l'insuffisance de la contraction de ses parois au moment de la miction. — Cette évacuation se fait facilement, en abaissant le pavillon de la sonde molle, entre les jambes du malade ; ainsi l'urine s'écoule à son insu, malgré l'absence de contractibilité de la vessie ; et sans la contraction des parois abdominales, qui pourraient en agissant brusquement faire passer de l'urine entre la sonde et les parois de l'urèthre.

La vessie ainsi vidée complètement, reçoit l'urine qui vient des reins, se distend d'abord jusqu'à la limite de sa contraction habituelle, puis peut recevoir, en sus, la quantité d'urine ordinaire évacuée à chaque miction, avant que le besoin d'uriner se fasse sentir.

Pour éviter que ce besoin d'uriner détermine des contractions, soit de la vessie, soit des parois abdominales, toutes les demi-heures au moins, après avoir ôté le fausset qui bouche la sonde, le malade répétera la manœuvre faite à la fin de l'opération par le chirurgien ; il abaissera le pavillon entre ses jambes ; si l'urine ne sort pas, il suffira, de pousser une injection d'eau à peine tiède dans la sonde, pour la déboucher et voir couler l'urine.

En prenant bien ses précautions, l'urine ne peut pas être en contact avec la plaie, et on évite les désagréments de la sonde toujours ouverte, comme le veut M. Sédillot (1). Du reste pour que la sonde ouverte empêche le séjour dans la vessie d'une certaine quantité d'urine, il faudrait fixer son extrémité externe dans la position fortement abaissée entre les jambes, alors elle agirait exactement comme la sonde que M. Sims met dans la vessie de la femme après l'opération de fistule vésico-vaginale.

Pendant combien de temps doit-on laisser la sonde à demeure.

1° La sonde doit rester jusqu'à ce que la surface de la plaie soit recouverte d'une couche de lymphe plastique assez organisée pour rendre impossible l'absorption de l'urine;

2° On doit retirer la sonde avant que son contact avec la plaie en ait déterminé la suppuration.

Dans la plupart des observations que nous avons, la sonde a été retirée 24 heures après l'opération et il n'y a pas eu de frisson après la première miction qui s'est faite librement, sauf dans l'observation de *Gallois*, où du reste aucun accident n'a suivi.

M. Maisonneuve laisse volontiers la sonde pendant 36 à 48 heures, chez les sujets qui ont subi de longues tentatives de cathétérisme suivies de frissons.

Du reste, pour fixer une limite, nous dirons qu'il est préférable de laisser la sonde au moins 36 heures;

(1) *Loc. cit. Gazette des hôpitaux.*

ainsi on évite plus sûrement les conditions d'absorption de l'urine.

Le contact de la sonde avec la plaie pendant ce temps n'en détermine pas la suppuration, si elle est assez molle pour n'opposer aucune résistance aux parois du canal; alors les causes d'irritation de la sonde à demeure, si bien décrites par M. Mercier, n'existant pas. Mais prolongé plus longtemps ce simple contact de la sonde avec la plaie pourrait en amener la suppuration et la cicatrice épaisse et rétractile consécutive.

La sonde à demeure évite aussi les douleurs si vives que cause le passage de l'urine sur la plaie fraîche. M. Civiale, qui insiste beaucoup sur l'emploi de la sonde à demeure, pendant 24 heures après l'uréthotomie, a remarqué dans les cas où la sonde n'était pas supportée par le malade, qu'il suffisait qu'elle fût restée pendant quelques heures pour que cette douleur atroce, au moment de la miction, fût très-faible, ou même évitée. Dans tous les cas que nous avons observés pendant nos deux dernières années d'internat, nous n'avons jamais vu le malade ne pas pouvoir supporter la sonde à demeure; cela tient à l'instrument qui a servi; en effet la lame parcourt tout le canal, coupe au niveau de tous les points plus étroits qu'elle, par suite la sonde mise à demeure dont le volume est indiqué par le diamètre de la lame, n'est serrée par aucun point de l'urèthre. Ces conditions n'existent plus quand on se sert des autres instruments; et M. Civiale qui emploie le sien, après avoir dit qu'il faut toujours mettre la sonde à demeure, ajoute : (1) « Mais il n'est pas toujours possible d'agir ainsi. Dans les cas de rétrécissements multiples, lorsqu'on n'est pas parvenu à les diviser tous en même temps, celui ou ceux qui n'ont pu être atteints ne permettent pas à la sonde d'arriver dans la vessie ; il en est de même de quelques lésions du col vésical ou de la partie profonde de l'urèthre compliquant les coarctations. L'introduction étant alors forcément incomplète, on peut se borner à placer une sonde moyenne dans le canal, jusqu'au delà de l'incision, et à la fixer à demeure, de manière que le malade puisse l'enlever facilement, si elle fonctionnait mal, ou devenait insupportable. »

En se servant d'un instrument qui, après l'opération, ne donne pas la certitude que, dans toute son étendue, le canal a un calibre qui permet l'introduction d'une sonde de tel volume, on est exposé à se trouver dans l'impossibilité de placer la sonde protectrice à demeure ; cette sonde qui, comme nous l'avons vu, est un moyen sûr d'éviter le frisson et par suite les accidents si graves de l'intoxication urineuse.

En obtenant à la surface de la plaie une couche de lymphe plastique assez organisée, qui met à l'abri de l'absorption de l'urine et de l'inflammation suppurative que le contact de l'urine sur la plaie

(1) Civiales. *Loc. cit.* tome I. p. 455.

fraîche peut amener, on rend impossible l'infiltration urineuse, et les abcès péri-uréthraux consécutifs à l'inflammation de la plaie.

L'hémorrhagie immédiate, accident si fréquent après les incisions profondes, n'existe plus avec l'instrument de M. Maisonneuve; nous avons montré que cela tenait aux limites forcées de l'incision. Si, du reste, il y avait un peu de sang, la sonde à demeure suffira pour l'arrêter; mais, nous le répétons, nous n'avons pas vu une seule fois un écoulement de sang suffisant pour attirer l'attention.

Les hémorrhagies consécutives sont évitées par la souplesse de la sonde à demeure.

Plusieurs fois nous avons parlé des troubles dynamiques de la vessie, causés par le rétrécissement de l'urèthre. Cette inertie de la vessie, comme l'appelle M. Mercier, ne disparaît pas aussitôt l'obstacle détruit, et le catarrhe vésical qui l'accompagne subsiste jusqu'à ce que, par un traitement convenable, on ait donné à la vessie le pouvoir de revenir complétement sur elle-même. Cet état d'inertie vésicale persiste surtout dans les cas où le rétrécissement était très étroit, où la rétention se produisait facilement.

Nous n'avons pas à parler des moyens qui peuvent faire disparaître l'inertie de la vessie, et si nous insistons sur sa persistance, c'est pour nous rendre compte d'un accident, peu commun il est vrai, mais qui effraye le malade, et qui pourrait embarrasser beaucoup le chirurgien, s'il n'en connaissait pas la cause : nous voulons parler de la rétention d'urine, les jours qui suivent l'opération, une fois la sonde retirée. Là, rien ne fait supposer un obstacle dans l'urèthre ; si l'on explore le canal, la sonde entre facilement dans la vessie, et l'urine s'écoule aussitôt librement.

M. Phillips nous a parlé d'un cas de ce genre qu'il venait d'avoir dans sa pratique ; nous avons observé cet accident dans le service de M. Gosselin (obs. 14).

La raison de cette rétention se trouve dans la persistance de l'inertie de la paroi de la vessie (1). M. Mercier dit, page 114 : « Le plus souvent, quand on fait disparaître l'obstacle, la vessie reprend peu à peu, soit spontanément, soit par l'intervention de l'art, sa contractilité et ses fonctions. Mais il n'en est pas toujours ainsi. Dans quelques cas, la rétention persiste à divers degrés, par cela seul que l'inertie vésicale survit à l'obstacle qui lui a donné naissance. »

Dans ces conditions, il suffit que la vessie se distende un peu plus qu'à l'ordinaire, pour qu'elle ne puisse plus se contracter.

Pour éviter cette rétention consécutive, on conseille au malade d'uriner souvent et de ne pas boire plus qu'à son ordinaire ; en un mot, de ne pas laisser sa vessie se distendre. Les diurétiques, que certains préconisent, les jours qui suivent l'opération, exposent à cette rétention consécutive.

(1) Mercier, *Recherches sur le traitemenc des maladies des organes génito-urinaires.*

Cette rétention par inertie vésicale est la seule raison qui autorise à pratiquer le cathétérisme avant le sixième ou septième jour après l'opération.

Pendant ces six à sept jours de repos de l'urèthre, la cicatrice de la plaie se complète et devient assez forte pour que le passage de la sonde ne l'irrite pas. Ainsi, on prévient la suppuration de la plaie, et l'éraillure facile qui pourrait avoir pour conséquence le frisson.

La dilatation temporaire consécutive à l'uréthrotomie a pour but d'achever la dilatation du canal, et surtout de vérifier si l'incision a été suffisante. Si avant d'arriver aux sondes de 6 millimètres à 7 millimètres et demi de diamètre, on est arrêté par la résistance du canal, ou par l'accès fébrile consécutif au cathétérisme, cela indique positivement que l'incision n'a pas été assez profonde. Dans ce cas, suivant l'opinion de M. Phillips, on doit revenir à l'uréthrotomie. Alors, pour pratiquer cette seconde opération, comme l'urèthre a un calibre qui permet la miction complète sans gêne, on laisse le malade au repos pendant quelque temps, pour que disparaissent les phénomènes fébriles, et que se produise la rétraction du rétrécissement favorable au succès de cette seconde uréthrotomie faite avec une lame plus large que la première. L'innocuité de l'uréthrotomie, faite au moyen de l'instrument de M. Maisonneuve, avec les soins préparatoires et consécutifs que nous avons décrits, est telle que dans le cas de rétrécissement dû à une épaisseur considérable de tissu fibreux, il vaut mieux répéter deux fois l'opération que d'employer, dès le début, un instrument faisant l'incision profonde. Les grandes incisions ont été la cause de trop d'accidents pour qu'elles ne soient pas abandonnées. Du reste, les cas où la seconde incision est nécessaire pour arriver à la dilatation complète du rétrécissement sont très-rares. M. Phillips, qui se sert toujours d'une lame d'un petit diamètre, nous a dit qu'il avait été rarement obligé de revenir à l'uréthrotomie avec une lame plus large.

Nous dirons deux mots seulement de la terminaison de la cure du rétrécissement. La dilatation secondaire est faite d'abord avec des bougies en gomme, puis, arrivée à 6 millimètres de diamètre, on la continue avec des cathéters d'étain jusqu'à 6 ou 7 millimètres 1/2 de diamètre. La persistance de la souplesse du canal, jusqu'à cette dilatation complète, est d'un bon augure pour l'avenir; bien certainement en pareil cas la récidive sera longue à se manifester, si surtout le malade ne fait pas d'excès de boisson, et s'il se passe bien exactement une sonde de temps en temps, une fois par semaine.

Dans les observations que nous avons, la dilatation consécutive à l'opération n'a que bien rarement été poussée jusqu'à la fin. Le plus souvent les malades se trouvant très-heureux de pisser librement après quelques jours d'hôpital, demandent vîte leur exeat.

CHAPITRE IV.

DES RÉSULTATS DE L'URÉTHROTOMIE.

1° *De sa gravité.*

Voici le relevé des uréthrotomies pratiquées à l'Hôtel-Dieu, par M. Maisonneuve, depuis le 1er janvier 1862 jusqu'au 29 décembre 1864.

1862.

Nos d'ordre.	Noms.	Age.	Date de l'opération.	Date de la sertie.	Date de la mort.
1	Roelh.	52	3 janvier.	31 janvier.	
2	Philippe. . . .	62	3 janvier.	13 janvier.	
3	Tachet. . . .	36	3 javvier.	11 janvier.	
4	Laury.	45	3 janvier.	11 janvier.	
5	Rouxel. . . .	50	18 février.	11 mars.	
6	Beaucerf. . .	40	3 mai.	22 mai.	
7	Auburtin. . .	22	13 mai.	30 mai.	
8	Troukens. . .	56	22 mai.	5 juillet.	
9	Bezancenot. .	46	14 juin.	24 juillet.	
10	Avenel. . . .	54	17 juin.	5 juillet.	
11	Carroz. . . .	35	18 juin.	29 juin.	
12	Seigneur. . .	37	24 juin.	5 juillet.	
13	Sorreux. . . .	31	24 juin.	4 juillet.	
14	Burochat. . .	53	3 juillet.	7 juillet.	
15	Rigolet. . . .	39	15 juillet.	18 juillet.	
16	Rezera (1). . .	26	18 juillet.	14 févr. (1863)	
17	Cuissa.	50	26 juillet.	29 août.	
18	Sempé.	61	29 juillet.		22 août.
19	Colliard (2) .	25	5 août.	13 septembre.	
20	Gardia. . . .	57	12 août.	28 août.	
21	Sallé.	56	14 août.	19 septembre.	
22	Chapeland. . .	34	28 août.	26 septembre.	
23	Henne.	29	8 septembre.	26 septembre.	
24	Salliot. . . .	59	11 novembre.	22 novembre.	
25	Blavette. . .	24	11 novembre.	21 novembre.	
26	Baillet. . . .	54	29 novembre.	6 décembre.	
27	Maillot. . . .	27	6 décembre.	18 décembre.	
28	Becker.	37	30 décembre.	3 janvier.	

(1) Fistules urinaires; calcul vésical; lithotritie. Guérison complète.
(2) Fistules urinaires.

1863.

Nos d'ordre.	Noms.	Age.	Date de l'opération.	Date de la sortie.	Date de la mort.
29	Porte.	37	10 janvier.	17 janvier.	
30	Briand. . . .	24	15 janvier.	24 janvier.	
31	Beaucerf. . .	40	24 janvier.	20 février.	
32	Reytinat. . .	56	6 février.	13 février.	
33	Bernier. . . .	64	24 février.		9 mars.
34	Cottet. . . .	23	17 avril.	4 mai.	
35	Sydney. . . .	40	22 avril.	22 mai.	
36	Maupetit. . .	33	22 avrli.	22 mai.	
37	Maillot. . .	28	11 mai.	4 juin.	
38	Kuntz.	38	29 juin.	9 juillet.	
39	Rouillet. . .	34	24 juillet.	11 septembre.	
40	Berton. . . .	24	31 juillet.	6 août.	
41	Malric. . . .	29	7 juillet.	6 août.	
42	Salliot. . . .	59	19 août.	25 août.	
43	Roland. . . .	34	20 septembre.	30 septembre.	
44	Perrot. . . .	47	7 octobre.		15 octobre
45	Carroz. . . .	37	7 octobre.	10 octobre.	
46	Ferri.	68	24 octobre.	21 novembre.	
47	Rolland. . . .	60	11 novembre.	28 novembre.	
48	Siou.	50	21 novembre.	30 novembre.	
49	Dalibert. . .	46	21 novembre.	30 novembre.	
50	Fournier. . .	31	28 novembre.	5 décembre.	
51	Bezancenot. .	48	7 septembre.	15 décembre.	
	1864.				
52	Morricet. . .	52	2 janvier.	11 janvier.	
53	Savary. . . .	38	10 janvier.	15 février.	
54	Berindoagne..	60	20 février.	26 février.	
55	Delaunay (1)..	40	6 mars.	7 octobre.	
56	Beguin. . . .	28	15 avril.	14 mai.	
57	Milliot. . . .	38	27 mai.	11 juin.	
58	Beaucerf. . .	40	30 mai.	18 juin.	
59	Bonnefoy. . .	58	21 juin.	20 juin.	
60	Caffort. . . .	54	25 juillet.	30 juillet.	
61	Waller. . . .	32	25 juillet.	30 juillet.	
62	Frick.	39	29 juillet.	9 septembre.	
63	Herselin. . .	29	26 août.	1er septembre.	
64	Barnaud. . . .	33	26 août.	1er septembre.	
65	Jacquelin. .	36	21 octobre.	22 novembre.	
66	Ramard. . . .	39	18 octobre.	27 novembre.	

(1) Fistules urinaires.

Nous voyons 66 opérations et 3 morts. Ce qui fait un mort sur 22 opérés. Ce résultat, fourni par les chiffres bruts, montre que l'uréthrotomie est devenue une opération peu grave. Mais, pour nous, cette énumération simple n'a pas une valeur assez grande; car si les trois cas de morts qui sont relatés dans cette série de 66 opérations, étaient survenus chez des sujets opérés pour un rétrécissement peu étroit, suffisant pour la miction, mais ne pouvant pas être dilaté au-delà de 4 millimètres, par exemple, nous devrions considérer l'uréthrotomie comme une opération des plus graves, et devant être rejetée de la chirurgie.

Sur le cas de mort arrivé en 1861 je n'ai pas d'autres détails que ce que j'ai trouvé sur le registre de l'Hôtel-Dieu. Le malade est mort vingt-quatre jours après l'opération, de pneumonie.

Voici les observations des deux cas de mort arrivés en 1863.

Observation V.

Perrot, 47 ans, porteur à la halle, entre le 1er octobre 1863, salle Saint-Jean, service de M. Maisonneuve. Cet homme, grand et gros, à facies de buveur, se présente le 1er octobre 1863 à la consultation de M. Maisonneuve. Il marche à grand'peine, les jambes écartées, et se plaint de ne pas pouvoir uriner depuis trente-six heures. Avant hier soir, après avoir bu beaucoup plus qu'à l'ordinaire, tout à coup est arrivée l'impossibilité absolue de rendre une goutte d'urine, malgré une envie pressante et les efforts les plus considérables. Il y a longtemps qu'il y a de la gêne de la miction, surtout après les excès de boisson : c'est la première fois qu'il y a rétention.

Des tentatives de cathétérisme ont été faites en ville et par le méat s'écoule goutte à goutte du sang pur.

Pendant la nuit il y a eu deux frissons violents avec claquement des dents.

La vessie remonte jusqu'à deux travers de doigt au-dessous de l'ombilic.

Aussitôt M. Maisonneuve fait une tentative de cathétérisme avec de toutes petites sondes en gomme et en baleine pendant une demi-heure, sans entrer dans la vessie, puis ordonne un bain ; après, l'urine s'écoule goutte à goutte. Le frisson de la nuit se renouvelle deux fois dans la journée.

Les jours suivants, toujours impossibilité de passer une sonde; les frissons se répètent et l'urine continue à ne s'écouler que goutte à goutte.

Le 5, douleur violente dans l'hypochondre droit, avec respiration un peu fréquente; l'état d'abattement et l'obésité très-grande du malade empêchent de l'ausculter.

Le 6, une bougie en baleine passe dans la vessie ; elle est à peine serrée au premier moment ; fixée, elle devient bientôt mobile, et à la fin de la visite l'urine s'écoule par-dessus par un tout petit filet, sans que le malade en ait conscience.

Le 7 octobre, soulagement très-grand à la suite de cette évacuation; cependant la vessie, quoique revenue beaucoup sur elle-même, est sentie très-bien au-dessus du pubis. Il y a toujours gêne de la respiration.

Vu l'état meilleur, et pour évacuer complétement l'urine de la vessie, M. Maisonneuve pratique l'uréthrotomie; la sonde mise à demeure permet de vider la vessie. La sonde est retirée après trente-six heures.

Après l'opération, les troubles du côté de la poitrine ne cèdent pas, la respiration est toujours très-fréquente. Le 10, on applique un grand vésicatoire, sur le côté droit, qui n'amène aucune amélioration; et la mort a lieu le 12 octobre au matin.

A l'autopsie, on trouve une congestion intense des deux poumons et une hépatisation franche de la base du poumon droit.

L'urèthre est ouvert sur sa face supérieure; on voit sur la face inférieure une fausse route qui commence un peu en avant du collet du bulbe, et qui, soulevant la muqueuse, se prolonge de 2 centimètres sous la portion membraneuse.

Observation VI.

Bernier (Maurice), 64 ans, journalier, entre le 17 février 1863 dans le service de M. Maisonneuve, salle Saint-Jean.

D'une constitution affaiblie : pendant longtemps difficulté de la miction; il y a deux ans des fistules s'ouvrent au périnée, et depuis c'est par elles que passe la plus grande partie de l'urine.

A l'entrée, tuméfaction du périnée envahissant les bourses; quatre pertuis, situés sur les côtés du raphé médian, conduisent dans une même cavité, d'où la pression avec le doigt fait sortir par les orifices fistuleux une assez grande quantité de muco-pus mêlé d'urine, qui a l'odeur urineuse caractéristique de ses clapiers.

L'exploration est gênée par un prépuce étroit qui ne peut laisser passer qu'une toute petite sonde; et le 21 février, M. Maisonneuve pratique la circoncision.

Le 24 février, un rétrécissement étroit bien reconnu dans la portion bulbeuse, M. Maisonneuve pratique l'uréthrotomie avec la lame bilatérale moyenne. Une sonde très-molle est mise à demeure; tout d'abord il y a un mieux sensible; les jours suivants, l'appétit revient, l'urine s'écoule toute par la sonde laissée en permanence jusqu'au 5 mars; alors, dans la journée, le malade est pris d'un frisson léger, suivi d'une fièvre intense; le périnée et les bourses sont très-tuméfiées. M. Maisonneuve pratique des incisions profondes, qui laissent écouler du sang mêlé d'urine et de pus. La sonde détermine de vives douleurs ; elle est retirée dans la journée.

Les jours suivants l'affaiblissement s'accroît de plus en plus et la mort arrive le 9 mars.

La simple lecture de la première observation suffit pour démontrer que l'opération n'a été en rien la cause de la mort. Dans la seconde, c'est bien évidemment la sonde à demeure laissée en permanence, pour empêcher le passage de l'urine par les fistules, qui a été cause de la mort ; en provoquant une inflammation de l'urèthre.

Dans la série d'opérations faites par M. le professeur Gosselin, et que nous donnons ci-dessus, nous voyons qu'à partir du jour où la sonde à demeure a été employée, il n'y a eu aucun accident consécutif.

Dans le cas de mort que M. Gosselin a eu, la sonde à demeure a été mise, mais le malade a pissé aussitôt la section faite, avant que la plaie fût protégée.

Voici l'observation de ce fait, elle a été copiée sur le registre de M. Gosselin :

Observation VII.

Rétrécissement de l'urèthre, très-étroit, récidivant ; Uréthrotomie ; mort.

Le 23 janvier 1863 est entré, salle Saint-Louis, n° 11, hôpital de la Pitié, service de M. Gosselin, le nommé Gabriel Goujon, âgé de 43 ans, carrier.

Cet homme nous apprend que ses premiers accidents de rétrécissement remontent à une vingtaine d'années, et qu'ils se sont montrés à la suite d'une blennhorragie, guérie depuis trois ans. Plusieurs fois il s'est fait sonder, mais il n'a jamais voulu se soumettre à un traitement suivi. Entré, il y a cinq ans, service de M. Gosselin, à l'hôpital Cochin, il a été traité par la dilatation temporaire ; mais, se trouvant bien au bout de quelques jours, il est parti malgré les conseils de M. Gosselin. Grâce à la précaution qu'il a eue depuis cette époque de se sonder lui-même plusieurs fois par jour, il n'a pas eu beaucoup à souffrir de son rétrécissement. Mais, depuis quelques mois, il a eu la malheureuse idée de mettre ses sondes de côté ; et ses souffrances et sa difficulté d'uriner sont revenues plus grandes que jamais.

Samedi **24** janvier **1863**, nous constatons tous les signes d'un rétrécissement très-prononcé.

Le malade a des envies fréquentes d'uriner, et la miction ne se fait que goutte à goutte.

L'exploration par la sonde fait voir que nous avons affaire à un rétrécissement considérable situé derrière le pubis, sans pouvoir d'ailleurs déterminer exactement s'il occupe le bulbe ou la portion membraneuse. L'étroitesse du canal est telle que c'est à peine si l'on parvient à faire pénétrer une bougie du plus fin diamètre.

En présence de cette affection, qui présente une tendance incessante à récidiver, et dont le malade tient à être débarrassé à tout prix, M. Gosselin se propose d'employer l'uréthrotomie. L'opération est faite deux jours après, le lundi **26** janvier, avec l'uréthrotome de M. Maisonneuve, et comme d'ordinaire, M. Gosselin a eu soin de la préparer ; en faisant prendre au malade, dans la matinée, un grand bain, un lavement et de la tisane de pariétaire ; traitement ayant pour but de rendre l'urine plus aqueuse et partant, moins irritante.

Après l'opération, il s'écoule quelques gouttes de sang. On remarque en même temps qu'un peu d'urine sort du canal immédiatement après l'opération, et indépendamment de la volonté du malade. M. Gosselin fait observer à ses élèves que c'est là une circonstance fâcheuse; mais, comme l'urine est sortie en petite quantité, il espère que les accidents, s'ils se montrent, seront pourtant légers. Une grosse sonde n° 24 est introduite dans la vessie et fixée à demeure. Elle est destinée, en remplissant complétement le canal, à ne laisser l'urine s'échapper que par la lumière de la sonde, et par conséquent, à l'empêcher d'être absorbée par les plaies du canal. C'est la première fois que M. Gosselin se sert de ce procédé, qui appartient à M. Maisonneuve. Il avait jusqu'ici l'habitude de préparer seulement son malade par le grand bain, la tisane de pariétaire, etc.; mais, après l'opération, il laissait l'urèthre sans sonde.

Mardi, 27 janvier. Le malade a eu hier un frisson, qui a duré deux ou trois heures, et qui a commencé immédiatement après l'opération. Le frisson a été suivi de fièvre, et il a été agité toute la nuit. Ce matin, le pouls est assez fréquent, la figure du malade fatiguée; cependant, il se trouve mieux que la veille.

Les 28 et 29. La fièvre diminue et le pouls, de 84, tombe à 66. Cependant le malade est encore fatigué; il n'a pas d'appétit, il se plaint d'une céphalalgie continuelle qui lui ôte tout sommeil; il urine d'ailleurs facilement avec la sonde; M. Gosselin la retire.

Les jours suivants, le mieux semblait se prononcer de plus en plus : l'appétit commençait à revenir, et nous avions grand espoir de guérison, lorsque le vendredi, 6 février, nous constatons que l'état du malade a changé défavorablement. La figure est inquiète, la peau est chaude et âcre, le pouls est à 100, le ventre est ballonné, le malade a un peu de délire tranquille.

Le 7. L'état est le même; il a un léger frisson dans la journée.

Le 8. Le malade a le délire, le pouls est très-fréquent, le ventre est plus ballonné que les jours précédents, la peau, couverte d'une sueur visqueuse, a une teinte jaunâtre. M. Gosselin dirige ses recherches vers la région périnéale, et il constate un peu de gonflement au niveau de la région du bulbe.

Lundi 9. Le malade urine par regorgement, la prostration se prononce de plus en plus, le gonflement phlegmoneux du périnée est plus considérable, mais ne présente pas de fluctuation.

Le 10. Le pouls est d'une fréquence extrême, le ventre très-ballonné, le délire est devenu continuel, notre pauvre malade est tourmenté d'un hoquet de mauvais augure, et la mort arrive à dix heures du matin.

Autopsie. Le 11 février. — A l'autopsie faite le lendemain, on trouva un phlegmon du périnée communiquant avec l'urèthre. Il n'y a pas d'abcès métastatiques dans la plupart des autres organes, mais il y a dans les reins une foule de petits points purulents. Rien dans le bassinet ni dans les calices. La muqueuse vésicale est ramollie et ne présente que quelques ecchymoses. Nous pouvons dire que cet homme est mort d'une infection urineuse, caractérisée pendant la vie par les symptômes d'infection purulente que nous avons observés, et ayant pour lésions anatomiques ces petits foyers purulents des reins.

Déjà à propos des soins préparatoires, nous avons cité cette observation, pour montrer combien il est important de mettre la vessie dans l'impossibilité de se contracter pendant l'opération.

Nous voyons ici le contact de l'urine avec la plaie être la cause immédiate de l'intoxication urineuse et de la suppuration de la plaie de l'urèthre.

Mais ce fait si intéressant, qui vient à l'appui de ce que nous avons dit plus haut, rentre au nombre des cas où l'opération a été faite sans sonde à demeure, puisque l'urine a été en contact avec la plaie avant que la sonde soit placée. Aussi ne devons-nous pas le mettre au nombre des uréthrotomies faites avec les soins préparatoires et consécutifs décrits.

Devant un aussi grand nombre d'uréthrotomie (les 66 de M. Maisonneuve, les 6 de M. Gosselin) faites avec les soins préparatoires et consécutifs, sans accident, puisque nous avons vu que les trois morts observées ne pouvaient pas être considérées comme résultant de l'opération, *il nous est permis de dire que l'uréthrotomie est devenue une opération sans gravité.*

A l'appui de cette proposition, M. Philips, qui a fait un grand nombre de fois cette opération, nous a dit qu'il n'avait jamais eu de mort.

MM. Demarquay et M. A. Richard, nous ont dit aussi qu'ils n'avaient pas eu d'accidents.

2° *Résultat immédiat.*

Observation VIII.

Sydney (Philippe), agé de 40 ans, ouvrier mineur, né à Autun, demeurant à Ygornay, entre le 12 mars 1863 à l'Hôtel-Dieu, salle Saint-Jean, n° 41, service de M. Maisonneuve.

En 1849, chaudepisse qui a duré trois mois ; alors soldat, fut soigné à la Rochelle. Depuis, l'émission des urines a toujours été de plus en plus difficile. En 1854 vint à Paris et fut soigné par la dilatation, à l'Hôtel-Dieu, d'où il sortit urinant bien, après dix-huit jours de traitement. Un an après, la difficulté de la miction revint, et depuis, elle a toujours été en augmentant.

Après de nombreuses tentatives, le médecin de son pays n'est arrivé qu'une seule fois à passer une bougie très-fine.

N'ayant pas de ressources suffisantes, le malade vint à pied à Paris, et entra à l'Hôtel-Dieu.

A l'entrée, jet d'urine filiforme en vrille, quelquefois la miction ne se fait que goutte à goutte.

La sonde est arrêtée à un point reculé de l'urèthre.

Par le toucher rectal, on reconnaît que la prostate est un peu grosse, mais l'hypertrophie est uniforme.

Le 13 mars et les jours suivants, tous les matins tentatives infructueuses de cathétérisme, avec toutes espèces de sondes; bains tous les jours, immédiatement après.

Le 18. Après une tentative prolongée, le malade est pris de frisson, suivi de chaleur et de sueur. On suspend les tentatives et malgré cela, il a le 20 mars une fièvre intense, sans rémission, avec de vives douleurs dans le flanc droit qui remontent dans l'hypochondre du même côté.

Le 21. Crachats rouillés, souffle à la base du poumon droit, toujours fièvre intense. — Guérison de cette pneumonie, qui laisse le malade très-affaibli: M. Maisonneuve ne recommence les tentatives de cathétérisme que le 18 avril, et laisse au malade une petite bougie de l'uréthrotome, en lui recommandant de chercher à se la passer.

Le 21 avril, à la visite, on trouve la petite bougie introduite, et on la fixe.

Le 22. M. Maisonneuve introduit le cathéter en poussant devant lui la bougie ; puis le malade qui craignait beaucoup l'opération, conduit lui-même la lame unilatérale supérieure, pendant que le cathéter est maintenu fixe et que la verge est tendue. Aussitôt la lame retirée, une sonde de 6 millimètres de diamètre est fixée à demeure. Le malade n'a éprouvé aucun accident, pas le plus léger frisson le jour de son opération et les suivants.

La sonde à demeure est laissée pendant trente-six heures, après l'urine sort librement par un gros jet.

On continue le traitement en passant des cathéters d'étain, et le malade quitte l'hôpital le 22 mai.

Le 25 décembre 1864, Sydney m'écrivit qu'il urinait toujours très-bien, et que depuis son séjour à l'Hôtel-Dieu il n'avait pas souffert.

Observation IX.

Rétrécissement très-étroit dans la portion pénienne, tumeur urineuse, très-grande gêne de la miction. Uréthrotomie, rétablissement immédiat de la miction, disparition de la tumeur urineuse.

M.-O..... 29 ans, tonnelier, entre le 6 juillet 1863 à l'Hôtel-Dieu, salle Saint-Jean n° 39, service de M. Maisonneuve.

A l'âge de 18 ans, chaudepisse aiguë à laquelle succède un écoulement chronique continu avec exacerbation de temps en temps, sous l'influence d'excès. Il y a trois ans et demie à la fin d'une de ces poussées inflammatoires aiguës il fut pris d'hémorrhagie uréthrale pendant le coït; la présence du sang qui coulait assez abondamment du méat fut le seul signe qui l'en avertît; il n'avait éprouvé aucune espèce de douleur.

Le médecin appelé fit entourer la verge de compresses imbibées d'eau froide, et poussa lui-même une injection au tannin dans l'urèthre.

Depuis, l'écoulement chronique a toujours continué; et l'urine, au début de la miction, a toujours été précédée d'une notable quantité de muco-pus.

Quatre mois après l'hémorrhagie, la difficulté pour uriner commence, et dans peu de temps, les mictions deviennent fréquentes, l'urine ne s'écoule plus que goutte à goutte; pour qu'il y ait un petit jet M... est obligé de faire des tractions sur la verge.

Il y a deux ans, décidé a se soigner, il consulte un médecin à Anvers, qui fit un grand nombre de tentatives de cathétérisme, sans pouvoir pénétrer dans la vessie; souvent à la suite écoulement de sang, mictions très-douloureuses et plusieurs fois frisson intense, suivi de fièvre.

Remis de l'affaiblissement général, causé par cette tentative de traitement, pour uriner M..... est obligé de faire des tractions répétées sur la verge; sans elles l'urine ne sort même pas goutte à goutte.

Il y a six mois, après une nuit d'excès, il s'aperçoit qu'il a sous la verge, à la naissance des bourses, une petite boule molle, grosse comme un petit pois. Cette petite tumeur augmente peu à peu de volume. A l'entrée du malade à l'hôpital, elle est grosse comme le pouce, indolente, fluctuante, diminuant notablement de volume par la compression.

Pendant l'érection, la verge est un peu arquée.

A la suite d'un excès de boisson, il y a deux jours, la difficulté pour uriner a subitement augmenté; depuis quarante-huit heures les tractions sur la verge, qui étaient suivies d'un jet, ne produisent plus la sortie que de quelques gouttes, et l'urine s'est accumulée dans la vessie qui, distendue, s'élève jusqu'à deux travers de doigt de l'ombilic. Il y a un peu d'anxiété générale. Aussitôt le malade couché, après un moment de tentative, nous parvenons à introduire jusque dans la vessie une sonde très-fine en gomme; mais l'urine ne sortant pas par dessus, toutes les dix minutes nous la retirons doucement jusqu'à ce que l'urine sorte, et dès que le petit jet est fini nous la repoussons dans la vessie; au bout de trois quarts d'heure la vessie a beaucoup diminué de volume, et bientôt, l'urine passant par dessus la sonde, elle revient à son état normal.

Le 7, M. Maisonneuve pratique l'uréthrotomie avec la lame supérieure. Aussitôt la section, pendant la sortie de la lame, il sort par le méat du muco-pus épais, et la petite tumeur se vide complétement par la compression.

La sonde à demeure, placée immédiatement après, est retirée au bout de trente-six heures. Les jours suivants, il n'y a pas eu le moindre frisson, et la miction se fait facilement, sans efforts, par un gros jet.

La dilatation consécutive est poussée sans aucun obstacle jusqu'à 6 millimètres et demi.

A sa sortie, le 7 août, la tumeur urineuse a complétement disparu, on sent à sa place une induration du corps spongieux.

Le 4 octobre 1864, je revois M..... pendant sept mois, après sa sortie de l'Hôtel-Dieu; tous les huit jours il s'est sondé avec une bougie de 5 millimètres de diamètre, depuis il s'est négligé; je le fais uriner devant moi, le jet est gros et va à 3 pieds de ses souliers. Je passe facilement une sonde de 4 millimètres et demi de diamètre.

A la place de la tumeur urineuse on sent une induration peu saillante, large de 1 centimètre.

Observation X.

D..... (Louis), 56 ans, corroyeur, entre à la Pitié le 8 septembre 1864, salle Saint-Louis, service de M. Gosselin.

En 1827, chaudepisse cordée très-intense; pendant une érection douloureuse plaça sa verge sur une table, et d'un coup de poing la redressa; puis il s'écoula un peu de sang par le méat.

Il fait remonter la gêne de la miction dont il se plaint actuellement à dix ans; d'abord il s'aperçut que le jet plus petit était projeté moins loin. Depuis trois ans la difficulté pour uriner est assez grande, surtout après chaque écart de régime.

Maintenant D..... ne peut pas commencer à uriner sans faire une traction sur la verge; si le besoin est assez grand, cette traction, qui précède la miction, est suivie d'un jet filiforme et continu jusqu'aux dernières gouttes; celle-ci ne peut être évacuée qu'en répétant la traction; si le besoin est ordinaire, le malade est obligé de la répéter un grand nombre de fois, car à chaque fois elle n'est suivie que d'un jet très-grêle et de courte durée.

Après les excès de boisson, la gêne de la miction est plus grande, jamais il n'y a eu de rétention complète, mais alors les efforts prolongés pour uriner, déterminent du tremblement dans les jambes, et quelquefois des défaillances.

Le 9. M. Gosselin explore le canal avec la sonde d'argent ordinaire, qui est arrêtée au-dessous du pubis.

Le 12. La sonde en baleine pénètre dans la vessie; aussitôt elle est fixée, mais le malade ne pouvant uriner par-dessus la retire dans la journée.

Le 13. La sonde en baleine replacée de nouveau est fixée, l'urine sort par-dessus. mais il y a dans la journée un frisson qui commence pendant une miction.

Le 14. Une très-petite sonde de l'uréthrotome est mise dans l'urèthre, l'urine sort par-dessus, sans qu'il y ait de frisson.

Le 15. Tisane de pariétaire.

Le 16. L'uréthrotomie est faite avec la lame bilatérale. La sonde à demeure mise aussitôt reste ouverte pendant huit heures, puis est débouchée toutes les demi-heures jusqu'au lendemain ; il n'a pas eu le moindre frisson.

Le 17. On retire la sonde, et la miction se fait par un gros jet.

Le 20. M. Gosselin à la visite passe la sonde n° 21, qui est serrée; à sa sortie il s'écoule un peu de sang; quelques minutes après le malade urine, et à onze heures il est pris d'un frisson intense suivi de fièvre.

Le soir à six heures, nouveau frisson, mais moins fort.

Les jours suivants, on laisse le malade au repos.

Le 26. La sonde n° 16 passe sans difficulté; pas de frisson consécutif.

A partir de ce jour, chaque matin le malade s'introduit lui-même cette sonde n° 16 qu'il garde de dix minutes à un quart d'heure.

Le 3 octobre. Le malade sort emportant sa sonde qu'il promet de se passer tous les deux ou trois jours.

OBSERVATION XI.

(Observation copiée sur le registre de M. Gosselin.)

Rétrécissement de l'urèthre très-étroit, difficile à franchir. — Uréthrotomie. — Miction facile immédiate. — Pas de sonde à demeure. — Frisson.

Le 31 octobre 1862, est entré, salle Saint-Louis, n° 53, service de M. Gosselin, le nommé Hanon (Louis), âgé de 51 ans, menuisier. Cet homme, d'une forte constitution et d'une bonne santé, a fait un congé de sept ans, pendant lequel il a contracté une blennorrhagie qu'il traita par le copahu, accompagné d'injections d'eau blanche, au nombre de deux à trois par jour. Ces injections étaient très-concentrées et le faisaient beaucoup souffrir. Le malade nous dit n'avoir jamais fait d'excès de boisson, mais avoir très-largement usé des plaisirs vénériens. C'est peu de temps après son congé qu'il s'est aperçu pour la première fois qu'il urinait mal; il y a plus de vingt ans. Il y a quinze ans, le mal étant déjà arrivé à un très-haut degré, il eut une rétention complète d'urine, accompagnée d'une fièvre intense précédée de frissons. Il entra alors à l'hospice Beaujon, dans le service de M. Robert, alors chirurgien de cet hôpital.

A son entrée, M. Robert eut la plus grande difficulté à lui introduire dans la vessie la bougie la plus fine. Enfin, après quelques jours de tentative, la bougie franchit le rétrécissement et le malade fut alors soumis à la dilatation progressive temporaire, par les bougies en gomme.

Le malade resta deux mois à l'hôpital. A sa sortie il urinait bien, M. Robert avait amené la dilatation jusqu'au n° 16 ou 17 de la filière Charrière. L'hydrocèle était également bien guéri.

Le malade ne continua point de se sonder chez lui, et deux à trois ans après, il s'aperçut que son rétrécissement reparaissait. Enfin, sept ans après son premier traitement, il rentrait à la Pitié, dans le service de M. Michon. Son état était à peu près le même qu'à son entrée à Beaujon. Comme M. Robert, M. Michon resta plusieurs jours sans pouvoir franchir le rétrécissement avec la bougie la plus fine.

Enfin, après avoir fait prendre au malade plusieurs bains, M. Michon, parvint à faire passer dans la vessie une très-fine bougie et commença alors le traitement de la dilatation temporaire, progressive. Ce traitement dura deux mois et demi et le malade sortit de l'hôpital urinant aussi bien qu'à sa sortie de Beaujon. Du reste, M. Michon avait poussé la dilatation aussi loin que M. Robert. Cependant la maladie ne tarda pas à reparaître. Depuis cinq ans, il a uriné de plus en plus difficilement, mais sans douleur.

Il rentra alors à la Pitié, service de M. Gosselin, le 1er novembre 1862.

Le 1er novembre 1862. Voici ce que nous apprend ce malade à son entrée. Depuis trois à quatre mois, il avait la nuit et le jour une incontinence par regorgement, abondante et continuelle.

Il a souvent eu des frissons et de la fièvre, il souffrait en urinant et ressentait au périnée de vives épreintes. Le malade a toujours cependant continué son travail, urinant tant bien que mal et étant souvent forcé de prendre la position accroupie pour vider sa vessie.

Le 3. M. Gosselin présente au rétrécissement les bougies les plus fines, soit en cire, soit en baleine, et ne parvient pas à le franchir. Il est arrêté dans la portion spongieuse en avant de la symphyse, à l'union de la verge et du scrotum, à une profondeur de 13 à 14 centimètres. Du reste en portant le doigt le long du canal au-dessous de la verge, on sent un anneau fibreux correspondant à la distance constatée avec la bougie.

M. Gosselin, après plusieurs tentatives infructueuses, laisse au malade une petite bougie en baleine en lui recommandant d'essayer de la passer dans la journée.

Le 4. Le malade n'a pas pu passer la bougie ; M. Gosselin essaye de nouveau, mais inutilement.

Le 5. M. Duplay, interne du service, après une longue séance est parvenu à introduire la sonde en baleine dans la vessie, où il la fixe.

En introduisant cette sonde, l'interne a éprouvé plusieurs résistances et a reconnu au moins deux rétrécissements, ce qui, du reste, s'accorde avec ce que nous dit le malade. Pendant ces deux traitements à Beaujon et à la Pitié, M. Robert et M. Michon ont dû dire au malade qu'il portait deux anneaux fibreux dans le canal.

Le 6. La bougie en baleine est remplacée par la bougie de l'uréthrotome, et M. Gosselin prépare pour le lendemain le malade à l'opération de l'uréthrotomie. Tisane de pariétaire dans la journée, lavement purgatif, bain prolongé pour le matin avant la visite.

Le 7. La bougie mal fixée est sortie dans le bain, M. Gosselin à la visite essaye, mais inutilement, de la réintroduire, il éprouve le même insuccès avec la bougie en baleine. Dans la journée, le malade est pris d'un frisson intense.

Le 8. On laisse reposer le malade, et le soir, M. Duplay parvient à introduire la bougie en baleine.

Le 9. La bougie en baleine est remplacée par celle de l'uréthrotome et le malade est préparé comme ci-dessus à l'opération de l'uréthrotomie pour le lendemain.

Le 10. M. Gosselin, après avoir fixé le conducteur de la lame de l'uréthrotome à la bougie, l'introduit dans la vessie, en faisant éprouver au malade un peu de douleur. La lame que M. Gosselin choisit est la lame à tranchants latéraux (lame bilatérale). Dans cette opération, l'instrument arrive facilement dans la vessie, sans que le chirurgien ait sensation des rétrécissements qu'il a coupés.

Il retire l'instrument et il s'écoule par la verge seulement quelques gouttes de sang.

Le malade n'a pas trop souffert de l'opération.

Le malade a uriné deux heures après l'opération. L'urine est mêlée de sang; mais le jet est gros et décrit une belle parabole. Trois heures après l'opération il est pris d'un frisson intense.

Le 11. Le malade a eu dans la journée du 11 deux frissons assez violents.

Le 12. Le malade urine devant nous et nous voyons que le jet est très-gros.

Le malade souffre toujours en urinant.

Le 19. Il sort, urinant presque sans douleur, avec un jet assez gros et des urines qui ne déposent qu'un peu de mucus transparent. Le n° 18 passe facilement jusque dans la vessie.

Observation XII.

(Observation copiée sur le registre de M. Gosselin.)

Rétrécissement étroit difficile à franchir ; uréthrotomie ; disparition immédiate des troubles généraux et de la gêne de la miction. Pas de sonde à demeure ; frissons.

Le 1er octobre 1862 entre à la Pitié, dans le service de M. Gosselin, le nommé Bride (Aug.), âgé de 48 ans, courtier, se plaignant d'un rétrécissement multiple de l'urèthre, pour lequel il a déjà été traité plusieurs fois; il attribue ces rétrécissements à une injection de nitrate d'argent, qu'il s'est donnée pour arrêter une blennorrhagie.

Il a été soigné à la fin de l'année dernière à Beaujon par M. Gosselin, qui lui a fait l'uréthrotomie avec un bistouri boutonné pour un rétrécissement dans la portion spongieuse, juste au devant du scrotum.

Après l'opération, le malade a été pris de fièvre vive, précédée de frissons; il dit du reste être sujet à ces accidents.

Actuellement il se plaint d'envies fréquentes d'uriner quinze ou vingt fois par jour; la miction est très-douloureuse et nécessite de violents efforts.

Le 2 octobre, à la visite, on sonde le malade avec une sonde d'argent, qui se trouve arrêtée à la portion spongieuse par le même rétrécissement qui avait été opéré l'année dernière.

Le 3. Le malade urine devant nous; l'urine s'écoule perpendiculairement et goutte à goutte; par moment il vient un jet projeté plus loin qui se termine en gerbe. L'urine de la veille est légèrement troublée et laisse déposer une certaine quantité de mucus.

Le 6. On sonde de nouveau le malade. Un premier rétrécissement dans la portion spongieuse laisse passer une sonde du n° 11, qui est arrêtée dans la portion membraneuse. Tisane de pariétaire.

Le 7. Grand bain avant la visite. On tente inutilement de faire pénétrer dans le canal les bougies de l'uréthrotome parce qu'elles s'infléchissent.

Le 8. Le malade n'a pu s'introduire les bougies de l'uréthrotome; ces manœuvres lui ont causé un léger frisson. Il a uriné, dit-il, près de 30 fois.

Le 9. Il parvient à s'introduire lui-même la petite bougie de l'uréthrotome. Il a très-bien uriné en gardant la bougie.—Pariétaire.

Le 10, un grand bain avant la visite; à la visite on fait pénétrer jusque dans la vessie la sonde cannelée de l'uréthrotome, et l'on incise deux rétrécissements avec l'uréthrotome bilatéral de M. Maisonneuve.

Dans la journée, en allant à la garde-robe, le malade a cru sentir avant d'uriner un obstacle dans le canal; il est parvenu à uriner après avoir vu sortir une certaine quantité de sang en caillots. L'urine qui est sortie ensuite était mêlée de sang. Vives douleurs dans l'urèthre. Une heure après, le malade a uriné de nouveau, la miction a encore été très-douloureuse, et l'urine est encore mêlée de sang. Immédiatement après cette miction, le malade a été pris de très-violents frissons. Il s'est recouché et a été pris de fièvre qui a cessé vers les six heures du soir, pour le reprendre entre sept et huit heures.

Le 11. Peau encore un peu chaude, calme, diète.

Le 12, le malade va bien, il se lève.

Les 13 et 14, le mieux continue, le malade urine bien, la miction s'opère sans douleurs; le jet est gros et régulier.

Le 16. On lui introduit pour la première fois depuis l'opération une bougie à boule n° 17, qu'il garde une heure sans accident. Il n'urine plus que quatre à cinq fois par jour.

Le 17. Il a gardé la bougie une heure et demie.

Le 18. Il la garde deux heures.

Le 19. Trois heures, sans accident, il urine sans douleur; jet gros et régulier.

Le 20. Il part pour Vincennes.

Dans toutes ces observations de retrécissements très-étroits, souvent difficiles à franchir, nous voyons les troubles de la miction disparaître immédiatement par l'uréthrotomie. Aussitôt l'opération faite, l'urine sort par un gros jet, sans aucun effort, les mictions sont moins fréquentes, les accidents généraux disparaissent, et l'état d'inquiétude du malade, souvent si grand, se transforme en un étonnement, qu'il manifeste quelquefois par une véritable joie.

3e Résultat définitif.

Recherchons maintenant si cette incision qui a un résultat immédiat aussi heureux, est suffisante pour rendre la guérison durable.

En décrivant le mécanisme de la section faite avec l'instrument de M. Maisonneuve, nous avons vu que l'incision était toujours limitée à la partie rétrécie de l'urèthre, et que sa profondeur était en rapport avec le degré d'étroitesse du rétrécissement et le diamètre transversal de la lame. Ces limites forcées de l'incision, qui préservent des accidents consécutifs locaux, sont-elles suffisantes pour rendre à l'urèthre sa dilatabilité?

Reylard a montré, par ses expériences sur les animaux, que l'incision longitudinale de l'urèthre sain est toujours immédiatement suivie de l'écartement des lèvres de la plaie, conséquence de la rétraction des fibres transversales du derme muqueux, des fibres musculaires lisses transversales sous-muqueuses, et de celles du tissu réticulaire du corps spongieux.

Ces expériences mettent hors de doute ce fait : qu'il n'est pas nécessaires pour avoir l'écartement des lèvres de la plaie et par suite le rétablissement du calibre de l'urèthre, que l'incision soit faite sur le tissu même du rétrécissement ; l'incision sur la paroi saine, mais au niveau de la coarctation, rendant le même service.

La plupart des auteurs, jusqu'à présent, pratiquent, autant que possible, la section sur le tissu induré du rétrécissement, et pour avoir l'écartement des lèvres de la plaie, il font des incisions profondes dépassant en tous sens l'induration. La pratique montre que l'incision faite avec la lame unilatérale moyenne de l'instrument de M. Maisonneuve est ordinairement suffisante.

M. Philips, qui ne se sert jamais que d'une lame unilatérale de 5 à 6 millimètres de diamètre, nous a dit qu'il était très-rarement arrêté par la résistance du canal en poursuivant la dilatation temporaire consécutive.

Du reste, il considère l'uréthrotomie pratiquée avec les soins que nous avons décrits comme tellement bénigne, qu'il n'hésite pas à revenir à l'opération avec une lame plus large, sitôt qu'il y a la moindre résistance à la dilatation.

C'est pour éviter cet arrêt dans la dilatation consécutive, que nous préférons la lame simple à la lame bilatérale, celle-ci à diamètre égal, faisant des incisions moitié moins profondes que la première.

De ceci nous pouvons conclure que l'incision faite au niveau du rétrécissement, quelle que soit la face sur laquelle elle est faite, donne toujours au canal son calibre normal, et que le plus souvent une seule opération suffit pour rendre à l'urèthre sa dilatabilité. Mais la durée de ce résultat dépend de la cicatrice qui s'est faite à la surface de la plaie.

Dans la thèse de M. Icard, page 27 (1), nous trouvons le fait suivant : Il s'agit d'un malade mort d'une affection du cœur, deux mois après avoir été opéré avec l'uréthrotome de M. Maisonneuve, par M. Baumers de Lyon (alors la lame était étroite, et non émoussée à son sommet.) « L'incision du rétrécissement située dans la portion bulbeuse paraissait être nette, très-régulière, et n'intéressait pas le tissu spongieux; elle avait 1 centimètre de long et 1 millimètre de profondeur, la cicatrice qui la recouvrait était très-fine et pouvait acquérir par l'extension 2 millimètres de largeur. Avant l'opération on pouvait introduire dans l'urèthre une bou-

(1) Thèse de Paris, 1858. *Appréciation des différentes méthodes thérapeutiques des rétrécissements de l'urèthre.*

gie de 3 millimètres et une de 5 quelques jours avant la mort. »

Dans la première observation du Mémoire (1) de M. Gaujot, où il s'agit d'un malade mort quarante jours après avoir été uréthrotomisé avec l'instrument de M. Sédillot, nous trouvons ce qui suit : »

« Le canal de l'urèthre, examiné avec soin, montre l'incision faite à 5 centimètres en arrière du méat urinaire, encore parfaitement reconnaissable par la saillie de ses bords et la dépression conservée entre eux : elle a une longueur de 11 millimètres et 4 millimètres de largeur; sa profondeur est impossible à déterminer actuellement, bien quelle se traduise encore par une dépression très-sensible à la vue; seulement on reconnaît que la muqueuse qui remplace la plaie repose directement sur les mailles du tissu spongieux; la cicatrisation est complétement achevée, et le fond de l'incision est recouvert par une membrane muqueuse véritable, un peu plus pâle et plus mince que la muqueuse normale environnante, par conséquent sans induration ni épaississement; M. Morel a reconnu très-distinctement, à sa surface, la couche d'épithélium pavimenteux irrégulièrement stratifiée. »

La nature de la cicatrice dans ces deux faits est telle que l'urèthre a recouvré, par l'opération, non-seulement son calibre, mais encore sa dilatabilité.

(1) *Loc. cit.* page 9.

Nous nous sommes longuement étendu sur les précautions favorables au développement d'une semblable cicatrice; quand nous avons parlé des accidents et des soins consécutifs. Nous basant sur la rapidité avec laquelle les plaies franches des muqueuses se recouvrent d'épithélium quand aucune irritation n'est venue en déterminer la suppuration, nous avons cherché à préciser les conditions propres à favoriser ce travail rapide de cicatrisation, qui sont : 1° incision nette sans mâchures ni contusion; 2° sonde à demeure à parois très-molles, qui, en évitant le contact de l'urine avec la plaie, cause déterminante des accidents généraux, permet à cette plaie de se recouvrir d'une couche de lymphe plastique, suffisante pour en assurer désormais la cicatrisation rapide sans suppuration ; 3° absence absolue de toute manœuvre dans l'urèthre pendant les six jours qui suivent l'opération.

Ainsi le résultat définitif de l'uréthrotomie est *une cicatrice mince, souple, qui recouvre la surface de la section, sans tendre à en rapprocher les bords, n'étant pas formée de tissu rétractile.*

4° *De la récidive après l'uréthrotomie.*

Tant que par un moyen quelconque on ne pourra pas faire disparaître des parois de l'urèthre le tissu induré constituant le rétrécissement, la récidive sera toujours possible, quelle que soit la méthode de traitement employée. Le travail pathologique qui a présidé à la formation de ce tissu rétractile n'est point arrêté par l'uréthrotomie, l'envahissement de la cicatrice dilatante par ce tissu même du rétrécissement peut toujours amener la récidive. Pour empêcher la gêne de la miction de reparaître, c'est aux causes, capables de favoriser le développement du tissu rétractile du rétrécissement, qu'il faut s'adresser. Les causes qui favorisent le développement du rétrécissement sont nombreuses. M. Bron, dans un mémoire lu au congrès de Lyon, attribue la marche progressive et continue du rétrécissement à l'irritation répétée produite par le passage de l'urine. On doit ajouter, à cette cause locale, les excitations générales, l'influence des excès alcooliques et vénériens, des fatigues corporelles. C'est grâce aux excès alcooliques que l'on voit le rétrécissement reparaître avec autant de rapidité chez beaucoup des malades soignés dans les hôpitaux.

Observation XIII

(Observation copiée sur le registre de M. Gosselin.)

Rétrécissement de l'urèthre; deux opérations d'uréthrotomie, sans sonde à demeure, suivies de frissons.

Le 4 juin, est entré à la Pitié, dans le service de M. Gosselin, le nommé M....., employé.

Cet homme est entré à 15 ans dans la marine, comme mousse, et a servi sept ans; à la fin de son congé il a contracté une blennorrhagie accompagnée de grandes difficultés pour uriner et d'érections douloureuses. Il n'a suivi aucun traitement et sa blennorrhagie aiguë s'est transformée en un écoulement chronique qui devenait abondant sous l'influence des excès. En 1856, il est entré dans l'armée de terre et est parti pour l'Afrique, où il a eu à supporter des privations et de grandes fatigues. Il s'est adonné à l'usage immodéré de l'absinthe; de retour en France, il a continué à abuser des alcooliques, d'où il est résulté un tremblement manifeste.

Il y a cinq ans, en 1857, après un excès de boisson, il lui a été impossible d'uriner. On l'a sondé, et depuis il a pu uriner. Il urinait souvent, et en petite quantité; la miction était douloureuse, la douleur remontait dans les reins et surtout à droite. Le jet d'urine était projeté très-peu loin. Il est resté dans cet état jusqu'en 1859, époque à laquelle il entre à l'hôpital de Constantine. Là, il reste trois mois, et tout ce temps il a été traité, par des sondes d'abord, puis par des bougies qu'on laissait à demeure environ une heure par jour.

Ces cathétérismes ne lui ont pas donné de fièvre, mais seulement quelques frissons. A sa sortie de l'hôpital, il ne souffrait plus, et allait bien. En 1861, il a souffert de nouveau, rentra en France à cette époque. Il a continué à abuser des liquides, et, après chaque excès, il avait de grandes douleurs, tout en urinant assez bien, dit-il.

A son entrée à l'hôpital, le 4 juin 1862, le jet d'urine est fin et projeté peu loin. Le malade souffre par le besoin d'uriner; il souffre aussi pendant et après la miction, qui se renouvelle de quinze à vingt fois par jour.

Le lendemain, on introduit une sonde qui ne peut pénétrer dans la vessie. On constate un rétrécissement au fond de la portion spongieuse.

8 juin. On introduit l'uréthrotome de M. Maisonneuve, coupant par sa convexité, et l'on fait une incision. Il est sorti une quantité notable de sang, il en sortait surtout après la miction. Le malade souffrait alors beaucoup.

Le soir, le sang ne coulait plus, mais le malade a eu un léger frisson.

Le 10. Frisson; 100 pulsations; pas d'appétit.

BIBLIOTHÈQUE IMPÉRIALE

Les jours suivants, le malade a recouvré la santé. Le jet d'urine que nous voyons est très-gros, mais toujours projeté peu loin. Le malade n'urine plus que trois ou quatre fois par jour. Plus de douleur.

Le 12. On introduit une bougie à boule, de 4 à 5 millimètres, qui reste cinq minutes en causant quelques douleurs. Ensuite, on met tous les deux jours une bougie de plus petit volume, qui est toujours assez douloureuse.

Le 20. On engage le malade à garder la bougie tous les jours, pendant quelques minutes, et à continuer ce moyen de dilatation. — Exeat.

12 septembre 1862. Le malade rentre à l'hôpital; il nous dit qu'après sa sortie, il lui fut impossible d'introduire la sonde. Il continua à bien uriner pendant un mois environ; puis, après ce temps, il commença à uriner par un jet bifurqué et en tire-bouchon, et à éprouver quelques douleurs après la miction. A la visite de ce jour, on constate que l'urèthre admet des bougies de petit calibre, dont l'introduction est un peu douloureuse. On se décide à lui faire l'uréthrotomie bilatérale.

Le 19. On essaye d'introduire le conducteur de l'uréthrotome sans y parvenir.

Le 22. On réussit à l'introduire et, avec l'uréthrotome double de M. Maisonneuve, on a bien la sensation d'une résistance vaincue. On avait eu soin de le faire uriner deux heures avant l'opération, et on lui recommande de rester quelques heures sans pisser.

Le 23. Le malade raconte que, ayant uriné trois heures après l'opération, il a éprouvé un frisson léger, qui a duré une heure. Il n'a pas eu de claquement de dents.

Le 24. Le jet est gros, et la miction se fait facilement.

Le 16. On introduit une sonde n° 29 (l'urèthre n'admettait, avant l'opération, qu'une bougie) n° 14; elle entre, mais en forçant un peu.

Le 30. On met une bougie à demeure, que le malade garde quatre jours. Enfin, l'urèthre admettant des sondes n° 17, et le malade urinant bien, quoique toujours en tire-bouchon, il sort le 8 octobre 1862. On lui recommande de s'introduire souvent dans l'urèthre une bougie n° 16.

Observation XIV.

(Cette observation a été copiée sur le registre de M. Gosselin.)

Rétrécissement de l'urèthre; récidives. — Trois uréthrotomies. — Après les deux premières opérations, pas de sonde à demeure frisson après la seconde; après la troisième, sonde à demeure, pas de frisson.

Le 22 août 1862, est entré salle Saint-Louis, n° 27, le nommé Céleste Leroy, âgé de 56 ans, tondeur de chevaux. Les débuts de son rétrécissement remontent à huit ans, il l'attribue à des injections trop astringentes faites pour arrêter des blennorrhagies. Il a été à de nombreuses reprises atteint de cette affection. Une fois il a cassé la corde. Deux fois déjà il a été traité à la Pitié: une fois, en 1859, par M. Michon, et à la seconde, en 1861, par M. Maisonneuve; aux deux fois il a été soigné par la dilatation.

Six semaines ou deux mois après sa seconde sortie, il a recommancé à souffrir de son rétrécissement; il attribue cela à quelques excès de boisson et de fatigue.

Quand il entre à l'hôpital le 22 août, le malade nous dit que la miction est très-douloureuse et son jet assez fin; qu'il éprouve le besoin d'uriner environ vingt fois dans les vingt-quatre heures, et que la miction exige de grands efforts très-prolongés, surtout quand il a fait un excès de boisson; qu'il urine plus facilement accroupi que debout; que toujours le jet est fréquemment interrompu.

Le 23. Le canal est exploré avec une sonde d'argent, et on constate un rétrécissement évident de la portion spongieuse de l'urèthre, au-dessous des bourses, à peu près au niveau de la symphyse pubienne.

Le 24. Le malade urine devant nous, son jet est très-fin et souvent interrompu. Les urines conservées de la veille sont parfaitement claires.

Le 25. Il a encore uriné fréquemment, mais plus facilement, dit-il. Un grand bain, pas de sonde.

Le 26. Le malade étant constipé, on lui donne un lavement purgatif. Dans la journée seulement, il a uriné plus de quinze fois, avec de grandes douleurs. Pas de sonde.

Le 27. On pratique l'uréthrotomie, avec l'uréthrotome de M. Maisonneuve, coupant dans sa concavité.

Le lendemain, le malade dit n'avoir pas souffert, il urine devant nous, le jet est beaucoup plus gros.

Le 29. Le malade urine assez bien, seulement le jet n'est pas aussi gros qu'il l'était le premier jour après l'opération.

Le 30. Aucun accident. Emission de l'urine toujours facile.

Le 1er septembre. On passe pour la première fois une bougie en gomme de moyen calibre ; elle entre avec facilité quoiqu'elle semble un peu serrée par l'urèthre. Le malade n'éprouve qu'une légère souffrance; il garde la bougie pendant dix minutes.

Le 2. On renouvelle l'introduction de la bougie; celle de la veille un peu serrée, n'est pas poussée plus loin, une autre, d'un calibre inférieur, passe avec facilité et est gardée dix minutes.

Le 3. Le malade, urinant avec facilité, demande sa sortie de l'hôpital. On lui recommande de s'introduire de temps en temps des bougies. *Exeat.*

Après sa sortie de l'hôpital, il s'est mis à voyager pour ses affaires, en même temps il s'est livré de nouveau à la boisson. Bientôt les envies fréquentes d'uriner reparaissent, en même temps que la difficulté de miction ; il est obligé de s'accroupir pour pisser et la sortie des dernières gouttes d'urine lui cause une vive cuisson. Les envies d'uriner s'accompagnent d'un sentiment de pesanteur dans le ventre et les cuisses.

Resté dans cet état jusqu'au 26 octobre, alors il rentre à la Pitié.

Le 27, une sonde n° 10 entre avec peine, elle est très-serrée dans le canal. Il la garde une heure et demie.

Le 31. On lui passe une sonde d'argent, qui permet de constater un rétrécissement très-serré.

Le 3 novembre. On lui passe la bougie de l'uréthrotome. Tisane de pariétaire.

Le lendemain avant la visite, un grand bain, un lavement. On incise le rétrécissement avec l'uréthrotome de M. Maisonneuve.

Après l'opération, on ne peut introduire que la bougie n° 17. Avant l'opération, le n° 15 passait facilement.

Le 5. Il dit avoir bien uriné la veille, le jet était beaucoup plus gros. Il n'a eu d'accidents qu'un léger frisson très-passager dans la soirée.

Aujourd'hui pas de fièvre, le jet est assez gros, et la miction n'est plus douloureuse.

Le 6. Même état; on passe la bougie n° 16.

Les 7 et 8. Le malade dit uriner assez bien.

Le 9. On lui met une sonde à demeure qu'il garde jusqu'au lendemain.

Le 12, il sort, se trouvant assez bien.

Le 4 novembre 1864, Céleste Leroy revient à la Pitié, salle Saint-Louis, pour se faire traiter d'une douleur à l'épaule. Cet homme a un état mental singulier; il est extrêmement plaintif, nonchalant; ses réponses sont toujours indécises, quelque précises que soient les questions.

Le canal exploré ne laisse passer qu'une sonde de petit volume; après quelques jours de cathétérisme, on arrive au n° 12. Le malade sort dès que sa douleur d'épaule est dissipée.

Le 16. Il rentre de nouveau au n° 22 de la salle Saint-Louis. Depuis son dernier séjour à l'hôpital, excès de boissons. La difficulté pour uriner, besoins fréquents, le jet grêle, et la douleur pendant la miction arrivent vite; son urine est claire; il n'a pas de mouvement fébrile.

La sonde n° 6 passe difficilement.

Le 17. Tisane de pariétaire. Bain pour le lendemain avant la visite.

Après s'être bien assuré que le malade vient d'uriner, M Gosselin pratique l'uréthrotomie avec la lame bilatérale, et immédiatement après la sonde n° 12 est introduite et fixée. Elle est laissée ouverte jusqu'au lendemain matin à trois heures.

Pas le moindre frisson.

Le 19. On retire la sonde, et la première miction se fait par un jet assez gros.

Le 23. Le malade dit que la nuit, n'ayant pu satisfaire une envie d'uriner, il avait essayé inutilement de se passer lui-même une sonde, et que s'étant endormi trois heures après, il urina facilement.

A la visite, il dit qu'il vient d'essayer d'uriner sans pouvoir le faire. M. Gosselin passe facilement une sonde, et il ne s'écoule que peu d'urine.

Les jours suivants, le malade a une légère orchite du côté droit, bientôt disparue.

Le 7 décembre. Après quelques jours de dilatation temporaire, on passe le n° 16.

Le 9. On donne au malade une sonde n° 12 et une n° 16, en lui recommandant bien de se les passer. Leroy quitte l'hôpital, urinant par un gros jet, lent à commencer; quelquefois il attend la miction pendant un temps assez long. Il est évident qu'ici les troubles dynamiques de la vessie persistent à un certain degré.

Dans cette observation, nous voyons avec quelle rapidité les excès de boissons font perdre au canal l'augmentation de calibre que l'opération produit.

Observation XV.

Rétrécissement de l'urèthre ancien; blennorrhagie chronique, avec fréquentes poussées aiguës; excès alcooliques et vénériens habituels; plusieurs uréthrotomies. Récidives.

Beaucerf, 40 ans, boucher, entré le 22 janvier à l'Hotel-Dieu, salle Saint-Jean, n° 22, service de M. Maisonneuve.

A l'âge de 20 ans, Beaucerf a eu une première chaudepisse aiguë; depuis il a toujours conservé un écoulement chronique de l'urèthre. De 20 à 31 ans, il a eu cinq poussées très-aiguës de cette blennorrhagie; alors, ne pouvant uriner qu'avec de grands efforts et par un jet très-fin, il va à la Pitié, chez M. Maisonneuve, qui lui fait l'uréthrotomie.

Trois ans après, de nouveau gêné pour uriner, il retourne à la Pitié, où l'uréthrotomie lui est pratiquée pour la seconde fois. Aussitôt sa sortie, se livre à ses habitudes de boissons et d'excès vénériens; un an après cette seconde opération, il a une chaudepisse aiguë, très-douloureuse, se soigne lui-même par les injections; urinant assez bien malgré cet état, continue ses occupations jusqu'en mai 1862. Alors la miction, de nouveau très-gênée, il va à l'Hôtel-Dieu, service de M. Maisonneuve, où il est uréthrotomisé pour la troisième fois. Continue toujours ses excès alcooliques et vénériens; pendant neuf mois, il urine sans gêne, mais la miction devenant difficile, il revient à l'Hôtel-Dieu le 22 janvier 1863. Il a un léger écoulement continu; la sortie de l'urine est toujours précédée de quelques gouttes de muco-pus. Le rétrécissement ne peut être franchi que par une sonde de 3 millimètres de diamètre.

Le 24. Il est opéré avec la lame supérieure; la sonde reste à demeure pendant vingt-quatre heures; pas d'accident.

Cinq jours après l'opération, M. Maisonneuve commence la dilatation consécutive, et le 20 février, jour de la sortie, le n° 40 des sondes d'étain passe facilement. Plus d'écoulement uréthral.

Malgré les recommandations, B..... ne prend pas le soin de se sonder de temps en temps, et reprend ses habitudes d'excès alcooliques et vénériens; l'écoulement reparaît d'abord, et, après avoir uriné librement pendant dix mois, les signes du rétrécissement reparaissent; au mois de mai 1864, retourne à l'Hôtel-Dieu, chez M. Maisonneuve, qui lui fait de nouveau l'uréthrotomie le 3 mai.

Je revois ce malade le 22 novembre 1864, qui me dit avoir changé ses habitudes; il me montre une sonde n° 18, qu'il se passe de temps en temps; son jet, assez gros, est lancé à 60 centimètres environ de ses souliers.

Dans ces cas où l'hygiène fâcheuse des sujets ne peut être modifiée, l'uréthrotomie aura pour but de mettre dans un temps court le malade dans de bonnes conditions de miction et de santé générale. C'est à propos de ces sujets chez lesquels la récidive est inévitable quelle que soit la méthode employée, que souvent nous avons entendu dire à M. Gosselin :« Aussitôt que l'uréthrotomie interne ne sera plus suivie d'accident, au lieu de faire la dilatation, qui nécessite un séjour long à l'hôpital, on fera l'uréthrotomie qui, en quelques jours, permet au malade d'uriner librement. »

Maintenant que cette opération n'est plus grave, qu'on peut la pratiquer avec certitude, que, dans un grand nombre de cas, on l'a vue faire cesser immédiatement les accès fébriles causés par la dilatation temporaire simple, le reproche qui lui a été adressé si souvent de ne pas mettre à l'abri des récidives n'existe plus.

A côté de ces récidives fréquentes amenées par le peu de soin que les malades prennent d'eux-mêmes, il est des cas nombreux où l'uréthrotomie suivie de la dilatation temporaire progressive complète, a donné une guérison constante. M. Philips nous a dit que souvent il voyait des malades qui urinaient sans gêne, longtemps après l'opération.

Pour nous éclairer sur la fréquence des récidives, nous avons recherché les malades dont nous avions pris les observations étant interne chez M. Maisonneuve, nous en avons retrouvé très-peu. Voici le résultat de ces recherches :

Le 25 novembre 1863, Sydney (observation 8) nous écrit ceci : « Depuis que je suis sorti de l'Hôtel-Dieu, le 22 mai 1863, j'urine très-bien. » Ainsi dix-huit mois après l'opération, dans un cas de rétrécissement très-étroit, difficile à franchir, où les tentatives de cathétérisme ont été causes d'accidents généraux sérieux, nous voyons la miction se faire sans aucune gêne.

Voici le résumé d'une observation où la gêne de la miction n'a pas reparu après l'opération.

Rolland (Hyacinthe), âgé de 60 ans, entre à l'Hôtel-Dieu, salle Saint-Jean, service de M. Maisonneuve, le 5 novembre 1863.

Chaudepisses dans la jeunesse. La gêne pour uriner remonte à plusieurs années ; mais depuis trois semaines, les envies d'uriner se sont rapprochées de plus en plus ; maintenant il a vingt mictions par jour, accompagnées de cuisson très-douloureuse. L'examen de l'urèthre fait reconnaître un rétrécissement situé au-dessous du pubis, qui ne laisse passer qu'une petite sonde, le n° 5. Les urines sont chargées ; dépôt glaireux abondant. Opéré le 11 novembre avec la lame supérieure ; sonde à demeure pendant 24 heures, pas d'accident.

Le 17, on commence à passer des sondes, et le

28 novembre, jour de sa sortie, il urine librement ; les urines sont claires.

Nous revoyons ce malade le 27 novembre 1863, depuis son séjour à l'Hôtel-Dieu il n'a pas eu la moindre gêne pour uriner. Nous lui passons le n° 16 de la filière Charrière, sans éprouver la moindre résistance.

Dans les observations 2 et 9, qui sont deux cas de rétrécissement péniens très-étroits ; l'exploration du canal faite un an après l'opération dans le premier, et dix-huit mois après dans le second montre que le travail d'envahissement du tissu propre du rétrécissement n'a pas été trop rapide.

CHAPITRE V.

DES INDICATIONS DE L'URÉTHROTOMIE.

Les recherches faites sur l'anatomie pathologique des rétrécissements de l'urèthre, par MM Cruveilhier, Mercier, Reybard, Phillips, A. Guérin, etc., ont réduit les nombreuses variétés des rétrécissements admises autrefois : fongueux, végétants, variqueux, turgescents, érectiles, fibreux, etc., à une seule, qui consiste en la production de tissus fibreux dans la paroi du canal. Quelle que soit la théorie admise pour expliquer la formation de ce tissu fibreux, qu'on l'attribue à la phlébite oblitérante, comme M. Mercier, ou à la transformation du tissu normal en tissu fibreux, comme M. Cruveilhier, ou à la substitution d'un tissu fibreux anormal au tissu sain disparaissant peu à peu par voie d'absorption, comme Reybard, ou à la rétraction des fibres indurées du tissu réticulaire sous-jacent à la muqueuse, par suite d'un dépôt de lymphe plastique, comme M. Guérin, ce tissu fibreux nouveau tend, par sa rétraction, à diminuer de plus en plus le calibre de l'urèthre.

Cette anatomie pathologique entraînait naturellement une conclusion pratique. Reybard et M. A. Guérin arrivent, chacun de leur côté, à conclure :

1° A l'insuffisance des différentes méthodes de traitement en usage : dilatation, cautérisation, etc.

2° A la nécessité d'employer l'incision profonde pour rétablir le calibre de l'urèthre.

Reybard, comme on le sait, a poussé cette méthode des incisions profondes jusqu'à ses dernières limites, puisqu'il coupait les parois de l'urèthre de dedans en dehors jusqu'à la peau; de façon à dépasser de tous côtés la masse fibreuse, et à obtenir consécutivement une très-large cicatrice.

Les chirurgiens connaissent trop la gravité de l'opération de Reybard, pour que je doive ici en analyser les insuccès et les accidents; cependant, nous pouvons résumer ainsi les résultats fournis par cette opération :

1° Accidents locaux : hémorrhagies fréquentes, suppuration de la plaie inévitable.

2° Accidents généraux toujours possibles.

3° Comme résultat définitif, cicatrice épaisse rétractile, puisque toujours elle est consécutive à la suppuration de la plaie.

Devant ces propositions, qui résultent de l'analyse du mémoire de Reybard, nous ne sommes pas étonné de l'aversion que beaucoup de chirurgiens professent pour l'uréthrotomie. Mais maintenant que les modifications apportées à cette opération, que les soins préparatoires et consécutifs qui préservent des accidents locaux et généraux, sont tels que l'uréthrotomie peut être faite avec la certitude de ne pas avoir d'accidents, rien n'empêche de remplir l'indication si précise de l'incision du rétrécissement, fournie par l'anatomie pathologique.

Nous avons vu, dans un chapitre précédent, que l'incision faite avec l'instrument de M. Maisonneuve, malgré ses limites forcées, était suffisante pour rétablir le calibre de l'urèthre.

La distinction des rétrécissements en spontané et en traumatique a été souvent le point de départ de théories servant de base au traitement. On a dit que le rétrécissement traumatique seul nécessitait l'incision, que seul il n'était pas dilatable. Pour nous, la différence entre ces deux espèces de coarctations n'est point aussi tranchée.

Les injections des lymphatiques de l'urèthre de M. Phillips, et le travail de M. A. Guérin, prouvent bien que le tissu fibreux n'envahit pas la muqueuse uréthrale dans de rétrécissements spontanés, tandis que dans les rétrécissements traumatiques la masse fibreuse s'étend à cette muqueuse, et constitue une véritable cicatrice. Mais, au point de vue pratique, quand il s'agit de choisir quel traitement il faut employer pour rendre à l'urèthre son calibre normal, il importe peu que la cause oblitérante s'étende à toute la paroi ou à une de ses couches seulement, du moment qu'on connaît la nature du tissu qui constitue l'obstacle. L'important est de savoir si, par la dilatation temporaire simple, on peut, oui ou non, donner au canal son calibre normal.

Les rétrécissements traumatiques dilatables sont rares : tous les chirurgiens l'admettent; les rétrécissements spontanés dilatables sont bien moins fréquents qu'on le croit. (Nous entendons par rétrécissement dilatable celui qui se laisse dilater jusqu'aux limites du calibre du canal, et qui conserve cette dilatation.) La meilleure preuve de ce que nous avançons, ce sont les conclusions des travaux faits sur l'anatomie pathologique de ces rétrécissements. En effet, ce tissu fibreux sous-muqueux, qui a tous les caractères du tissu de cicatrice du rétrécissement traumatique, en a aussi la propriété principale pour nous, la rétractilité.

Le pouvoir rétractile des rétrécissements spontanés est très-certainement bien plus variable que celui de la véritable cicatrice ; mais, il n'en existe pas moins et souvent à un degré très-grand.

Ainsi, après avoir reconnu par les antécédents qu'on a affaire à un rétrécissement spontané, on ne peut pas dire que la dilatation sera assez puissante pour rétablir le calibre de l'urèthre.

Les propriétés du rétrécissement, reconnues par l'exploration directe, seules fournissent l'indication de tel ou tel mode de traitement. Bien plus, souvent un rétrécissement tout d'abord peu résistant, offre, arrivé à un certain degré de dilatation, une opposition absolue à la sonde.

En résumé, même dans les cas très-bénins comme symptomatologie, rien ne peut faire prévoir que la dilatation temporaire réussira.

La dilatation temporaire, au début du traitement des rétrécissements, a l'avantage, comme nous l'avons dit à propos des soins préparatoires, de faire disparaître la pusillanimité des malades et par suite, le spasme de l'urèthre, qui en est souvent la conséquence; dans les cas de rétrécissement très-étroit, elle donne à l'urèthre le calibre nécessaire au passage du cathéter de l'uréthrotome; enfin, elle permet à la miction qui précède l'opération de vider, aussi complétement que possible, la vessie. Comme on le voit, elle est très-favorable au succès de l'uréthrotomie. *Aussi, en principe, la dilatation temporaire doit toujours précéder l'opération.* Mais elle est arrêtée plus ou moins rapidement, quand elle est insuffisante :

1° Par la résistance même du rétrécissement;

2° Par l'apparition de frissons après le cathétérisme dilatateur ;

3° La dilatation se fait bien, mais le rétrécissement revient rapidement sur lui-même.

1° Quand c'est la résistance même du rétrécissement qui arrête la dilatation, l'indication de l'uréthrotomie est assez nette pour que nous ne nous y arrêtions pas.

2° La présence du frisson, après le cathétérisme dilatateur, doit toujours faire renoncer à la dilatation. Car si après quelques jours de repos, on revient à la dilatation temporaire, la disposition de l'obstacle n'ayant pas changé, le frisson reparaît, comme à la première fois; sans que la sonde ait fait reconnaître une résistance physique du rétrécissement. La persistance à vouloir employer la dilatation en pareille circonstance expose à mettre le malade dans un état grave.

L'observation suivante, de la pratique de M. Dolbeau, que j'emprunte à la thèse de M. Tillaux (1), montre l'état dans lequel la dilatation peut mettre le malade lorsqu'elle est continuée malgré les accidents généraux que provoque et aggrave chaque cathétérisme.

Observation XVI.

Rétrécissement de l'urèthre ; cathétérisme ; accidents fébriles, uréthrotomie. Guérison.

Le nommé X....., âgé de 38 ans, ayant eu plusieurs blennorrhagies mal soignées, fut pris de troubles dans l'excrétion de l'urine. Ces troubles augmentèrent et le malade se présenta à l'hôpital Cochin, dans le courant de juillet, pour une rétention complète d'urine. On cherche vainement à introduire dans la vessie une bougie d'un très-petit calibre. Un bain prolongé permet bientôt l'émission spontanée de l'urine.

Les jours suivants, une première bougie de 1 millimètre et quart pénètre jusque dans la vessie ; on arriva ainsi jusqu'à 3 millimètres. Cette dernière bougie était notablement serrée, et son introduction nécessita une certaine pression.

Le jours même le malade fut pris d'accidents fébriles assez intenses.

Pendant quelques jours le traitement fut suspendu ; il fut repris ensuite ; chaque fois il fallut l'interrompre, à cause du retour des accidents fébriles. La dernière fois à l'accès succède un état fébrile continu, qui provoque une altération notable de la santé. Le malade exigea sa sortie de l'hôpital.

(1) *Loc. cit.*

Vers la fin d'octobre, il se présenta à l'hôpital Saint-Louis. M. Dolbeau, qui lui avait donné ses soins à l'hôpital Cochin, eut grande peine à reconnaître cet homme, tant sa physionomie avait été profondément altérée par la maladie.

Depuis sa sortie, X..... n'avait cessé d'avoir la fièvre; il était extrêmement maigre, avait perdu complétement l'appétit et le sommeil.

Quant à l'appareil urinaire, voici ce que l'on put constater : rétrécissement très-étroit au niveau du bulbe, émission de l'urine, lente et difficile, besoin fréquent d'uriner. Les urines sont très-colorées, épaisses, fétides; elles contiennent quelques globules purulents. Enfin, le malade se plaint d'une vive douleur dans la région du rein droit; diagnostic : néphrite consécutive au rétrécissement.

La fièvre était continue : on prescrit l'application de ventouses sur la région lombaire ; le sulfate de quinine, à la dose de 1 gramme, dans les vingt-quatre heures et quelques lavements. Malgré ces moyens, l'état du malade restait toujours le même.

Il fallut songer à dilater de beaucoup le rétrécissement. Mais le premier cathétérisme fut suivi d'accidents graves, qui se reproduisirent chaque fois que l'on voulut passer la bougie. Que faire? Abandonner le malade dont la santé devait s'altérer inévitablement, l'exposer de nouveau aux accidents fébriles en reprenant la dilatation, ou sortir de cette impasse en supprimant la cause des accidents?

C'est à ce dernier parti que l'on s'arrêta : la section du rétrécissement fut pratiquée d'avant en arrière, au moyen de l'instrument de M. Charrière, et une sonde assez volumineuse, introduite dans la vessie, donna issue à une grande quantité d'urine, ce qui prouvait que la vessie se vidait mal.

Les suites de cette opération furent simples; il y eut un accès de fièvre, mais pas plus intense que ceux qui succédaient au passage d'une simple bougie. Cet accès ne se reproduisit pas. Les jours suivants, les urines devinrent plus limpides, la douleur rénale disparut, et l'appétit commença à renaître.

Le sixième jour, on entreprit la dilatation au moyen des sondes de Béniqué; cette manœuvre n'entraîna aucun accident.

Vers la fin de novembre, le malade entrait en pleine convalescence; il urinait largement, les urines étaient normales, et la fièvre avait complétement cessé.

L'observation suivante, copiée sur le registre de M. Gosselin, prouve que, quand dans le cours de la dilatation par les sondes on a un accès de fièvre, cet accès se renouvelle toutes les fois qu'on pratique le cathétérisme dilatateur, et montre, comme dans le cas précédent, que tous ces accidents disparaissent par l'uréthrotomie.

Observation XVII.

Rétrécissement de l'urèthre et rétention d'urine. — Uréthrotomie. — Sonde à demeure. — Pas de frisson.

Entré le 20 mars 1863, salle Saint-Benjamin, n° 20, venu le 16 avril dans la salle Saint-Louis, n° 50, Durand (Jacques) vernisseur, demeurant rue Maubuée, n° 6, marié, âgé de 43 ans.

Les accidents de rétrécissement remontent à une époque très-éloignée. Ce malade a été traité, il y a huit ans, par M. Manec, à la Charité, par la dilatation temporaire.

Une amélioration notable se remarqua à la suite du traitement, et la miction se faisait assez facilement pour ne pas exiger de soins spéciaux. Il y a deux mois environ, la difficulté d'uriner se montra de nouveau et alla sans cesse en augmentant. Le malade fut adressé du Parvis dans le service de M. Empis.

Il n'urinait plus que goutte à goutte; il éprouvait de vives douleurs à l'hypogastre et aux flancs.

Son état, pendant les quinze jours qu'il passe dans les salles de médecine, ne s'est pas amélioré; le rétrécissement devient à la fin excessivement étroit, et l'on vit survenir une rétention complète.

C'est dans ces circonstances que M. Gosselin reçoit le malade dans son service, le 16 avril.

A la visite du matin, voici ce que nous constatons :

Durand à la figure inquiète et fatiguée; il se plaint de vives douleurs aux flancs et à l'hypogastre; la vessie, distendue par l'urine, remonte dans l'abdomen jusque près de l'ombilic. M. Gosselin essaye de le sonder; mais les plus petites sondes ne peuvent pénétrer tant le rétrécissement est étroit.

C'est avec la plus grande peine que M. Gosselin finit par introduire une bougie en baleine du plus fin diamètre.

En retirant la bougie, le malade fait des efforts de miction, et, de cette manière, il s'échappe un petit jet d'urine qui s'arrête bientôt brusquement.

La même opération est faite deux ou trois autres fois et amène toujours, avec l'émission d'une certaine quantité d'urine, un nouveau soulagement. M. Gosselin fait pénétrer à la fin de la séance une bougie n° 7, et recommande de la garder pendant une heure ou deux. Dans le courant de la journée et dans la soirée, l'interne de garde, appelé cinq ou six fois à cause des vives souffrances qui tourmentent le malade, finit par débarrasser la vessie de l'énorme quantité d'urine, qui la distendait. La sortie de l'urine a toujours lieu par le même mécanisme. Une fois la bougie introduite dans la vessie, le malade fait des efforts de miction; alors on retire doucement la bougie, et l'urine, pressée par les contractions de son réservoir, s'échappe.

Durand passe une nuit à peu près tranquille. Le lendemain, est sondé de la même manière deux ou trois fois, et on laisse la même bougie à demeure pendant une à deux heures. Puis il parvient à uriner un peu sans la sonde.

Les jours suivants rien n'est changé.

21 avril. M. Gosselin fait pénétrer une sonde n° 9 qu'il laisse à demeure et au moyen de laquelle le malade peut uriner à volonté.

En l'interrogeant, dans le but de savoir si à la suite du cathétérisme, il a eu depuis son entrée à l'hôpital un frisson capable de faire craindre des accidents de fièvre urineuse, nous apprenons qu'il a eu quelques légers frissons, mais pas de froid bien marqué, pas de tremblement des membres, pas de claquements de dents.

Le 23. On remplace la sonde nº 9 par une sonde nº 14, qui entre sans difficulté.

Durand a passé une bonne nuit; il est tranquille et commence à prendre courage.

Le 25. Il a eu dans la journée d'hier quelques frissons. Il accuse une douleur très-forte aux lombes; cette douleur le prive de sommeil. Comme elle pourrait bien indiquer une complication du côté des reins, quoique généralement la néphrite ne se manifeste pas par des douleurs aussi vives, M. Gosselin juge prudent de supprimer la sonde à demeure. On se contente de sonder le malade le matin et le soir, de manière à ce que le canal conserve la dilatation qu'on lui a donnée.

D'ailleurs, l'urine sort assez facilement d'elle-même, mais incomplétement, la vessie ayant une certaine paresse.

Le 1er mai. On continue à sonder matin et soir. La vessie est toujours paresseuse, néanmoins, Durand ne souffre pas beaucoup de la rétention d'urine. Le phénomène le plus important pour le moment, ce sont d'atroces douleurs ressenties à la région lombaire, douleurs qui lui permettent à peine de se mettre sur son séant, qui le privent de sommeil; ces douleurs sont de nature à faire penser à une myélite; mais, d'autre part, on n'observe rien du côté des membres abdominaux: pas de fourmillements, pas d'élancements, pas de commencement de paralysie, de sorte que nous sommes obligés de rester dans le doute sur la nature de cette complication.

Nous examinons l'urine et nous reconnaissons par le papier tournesol qu'elle est alcaline.

Le 5. L'urine est devenue acide.

M. Gosselin invite le malade à se mettre sur le côté, afin de pouvoir examiner la région lombaire. Mais celui-ci ne peut se retourner qu'avec les plus grandes souffrances. Il indique avec la main la région sacrée comme la plus douloureuse. Impossible d'ailleurs de constater à la région des flancs aucune tuméfaction, aucun empâtement, capable de faire croire à un phlegmon périnéphrétique.

L'incertitude des jours précédents sur la cause des douleurs si vives dont le malade se plaint ne peut pas encore être dissipée.

Arrivée au n° 17, la dilatation devient impossible, et M. Gosselin pense à faire l'uréthrotomie.

Le 30 juin. On ordonne, comme préparation, de la tisane de pariétaire; le matin du 1er juillet, on donne un bain avant la visite et un lavement d'un demi-verre d'eau. De plus, le malade est sondé afin d'être certain qu'il n'urinera pas pendant l'opération. On fait une injection pour enlever les dernières gouttes d'urine, puis on introduit l'uréthrotome, après quelque difficulté à lui faire passer le méat. Aussitôt après on passe une bougie du n° 24. M. Gosselin éprouve d'abord quelques difficultés à lui faire franchir la partie antérieure de l'urèthre. Peut-être à cause d'une valvule, elle passe très-facilement au niveau du rétrécissement.

On fait ensuite une nouvelle injection pour enlever les caillots, et la sonde est fixée.

Le 2 juillet. Le malade a débouché la sonde tous les quarts d'heure. Il n'est pas passé d'urine entre la sonde et le canal. Il n'y a eu ni frisson ni fièvre; un peu de chaleur la nuit seulement; il se plaint aussi d'une douleur assez vive entre les bourses et l'anus. A la fin de la visite, il est pris d'un frisson très-violent, avec tremblement convulsif de tout le corps.

Le 3. On ôte la sonde; il s'écoule immédiatement après un peu de sang Il y a moins de douleurs vives à la portion périnéale, mais on sent un peu de gonflement. L'état général est bon: 100 pulsations.

Le 4. Nouveau frisson. Mais il ne paraît pas y avoir eu de fièvre pendant la journée. Durand a mangé avec assez d'appétit. Un peu de céphalalgie. M. Gosselin ordonne 60 centigrammes de sulfate de quinine, en 3 doses.

Le 20. Le malade sort de l'hôpital, sans avoir éprouvé de nouveaux accidents.

L'introduction de la sonde est toujours difficile au niveau du méat. M. Gosselin attribue cette difficulté à un rétrécissement inflammatoire occasionné par le passage réitéré des sondes.

Pour M. Phillips, qui a soigné un grand nombre de rétrécissements, l'apparition de l'accès de fièvre, après le cathétérisme, indique d'une manière formelle que l'uréthrotomie est nécessaire pour arriver à la dilatation complète du canal.

Le fait de la disparition des accidents généraux, après l'uréthrotomie, est la règle. Outre les deux dernières observations (16 et 17), dans presque toutes celles que nous donnons dans ce travail, nous voyons que les accès de fièvre antérieure à l'opération, survenus sous l'influence du cathétérisme, ou sous l'influence des tentatives, ne se renouvellent pas après l'uréthrotomie. (Obs. 8, 9, etc.)

Ainsi, toutes les fois que, dans le cours du traitement par la dilatation temporaire, il apparaît un frisson après le cathétérisme dilatateur, il faut avoir recours à l'uréthrotomie.

3° Le traitement par la dilatation a pu être terminé ; l'urèthre reçoit les sondes d'étain dont le volume est égal au calibre normal de l'urèthre ; mais, quelques jours après la fin du traitement, quand le malade veut se passer une sonde, il est arrêté par le rétrécissement qui est revenu sensiblement sur lui-même, et pour pénétrer dans la vessie, il est obligé de se servir d'une sonde plus petite.

Dans ce cas, nous n'hésitons pas à croire l'uréthrotomie très-utile; la nature même du rétrécissement, sa propriété rétractile si grande, sert à l'écartement des lèvres de la plaie. Seulement pour assurer une section assez profonde, on laisse le rétrécissement revenir sur lui-même; sans attendre cependant qu'il soit devenu assez étroit pour troubler l'émission de l'urine.

Il est bon nombre de rétrécissements où la dilatation temporaire est contre-indiquée dès le début, soit par la difficulté du cathétérisme, soit par la nature et le développement du tissu même du rétrécissement que fait connaître la bougie à tête, soit par des accidents d'intoxication urineuse existants.

1° Dans les cas de rétrécissement très-difficiles à franchir, où le chirurgien a été obligé de répéter plusieurs fois les séances de tentatives avant de pénétrer dans la vessie, aussitôt que la bougie filiforme, laissée à demeure, a donné à l'urèthre un calibre qui permet le passage facile du cathéter, et une évacuation suffisante de l'urine, il est indiqué de pratiquer l'uréthrotomie sans attendre. Il serait imprudent de retirer cette première petite sonde, qui quelquefois est restée un certain temps dans l'urèthre avant de lui donner une dilatation de 2 à 3 millimètres de diamètre, pour se mettre à faire de la dilatation temporaire. Nous savons bien que, en pareil cas, on pourrait obtenir une dilatation plus considérable en laissant dans l'urèthre une sonde plus grosse; mais alors on s'exposerait inutilement à tous les accidents locaux de la sonde à demeure si bien étudiés par M. Mercier.

Dans ces cas si difficiles, où le chirurgien a déjà développé une grande patience pour arriver à ce premier résultat, l'uréthrotomie faite, aussitôt que les soins préparatoires indiqués plus haut auront été pris, rendra un bien grand service, en donnant à l'urèthre un calibre presque normal, en faisant disparaître immédiatement les mictions pénibles et les accidents généraux plus ou moins graves qui accompagnent toujours la gêne de la fonction.

2° Si, dans les circonstances précédentes, les tentatives de cathétérisme ont déterminé des frissons, l'indication de l'uréthrotomie est certainement plus pressante encore. Mais ces frissons surviennent quelquefois dès le début du traitement, lors même que le rétrécissement est assez large pour laisser passer facilement la sonde (obs. 16 et 17). Ici la facilité avec laquelle se produit l'érosion de l'urèthre, la présence d'urine plus ou moins altérée dans la vessie, la prédisposition toute particulière du sujet à l'intoxication urineuse, toutes ces causes d'accidents font rejeter d'une façon absolue le traitement par la dilatation temporaire: l'uréthrotomie, en pareil cas est réellement toute-puissante.

3° Les accidents généraux sont très-graves, avec ou sans manœuvre antérieure dans l'urèthre.

Dans un chapitre précédent, nous avons vu que les accidents généraux qui sont la conséquence d'un rétrécissement, en dehors de toute manœuvre chirurgicale sur l'urèthre, peuvent être rapportés à deux causes : 1° à l'intoxication urineuse, en tout semblable à celle que l'on observe après une opération sur l'urèthre ; 2° à la néphrite de cause locale, par rétention de l'urine altérée jusque dans les bassinets, à la surface des cônes du rein ; ou par l'inflammation qui s'est propagée de la vessie au rein, en suivant les uretères.

L'intoxication urineuse peut déjà être assez avancée pour qu'il y ait des phlegmasies localisées dans tel ou tel point de l'économie. Ces inflammations dans les parenchymes se manifestent ordinairement par des signes spéciaux selon l'organe malade, qui permettent de diagnostiquer, jusqu'à un certain point, le degré de la lésion. L'organe qui est le plus souvent le siége de ces phlegmasies suppurées est le rein ; et la néphrite parenchymateuse qui en est la conséquence peut exister sans signes locaux assez marqués pour la faire reconnaître.

Il en est de même de la néphrite due à une cause locale. La difficulté de préciser à quel degré la lésion est arrivée, dans ces cas, où les signes généraux que présentent les malades sont toujours des plus inquiétants, expose à pratiquer une opération qui, tout en évacuant le liquide toxique, cause de tous les accidents, n'en est pas moins inutile ; les altérations anatomiques étant trop avancées pour que l'art puisse les empêcher d'être mortelles. Voici ce que M. Philips dit page 638 (1) : « On doit s'attendre à une terminaison funeste si, après un ou deux accès de fièvre, et la douleur du rein persistant, la peau est chaude, âcre et sans moiteur ; si le pouls reste fréquent et plein, et surtout si la langue toujours sèche, quelquefois froide, se couvre d'un enduit noirâtre. Ce dernier signe est constant lorsque la néphrite doit amener la mort. » Dans une communication verbale, l'auteur m'a dit que pour lui l'enduit noirâtre sur la base de la langue était un signe annonçant une mort certaine quoi qu'on fasse. Cette certitude de mort prochaine doit-elle arrêter d'une façon absolue le chirurgien ? Les opinions les plus divergentes peuvent très-bien se soutenir; et nous comprenons que celui qui donne aux signes que nous venons d'énumérer une valeur pronostique aussi terrible, s'arrête. Mais, quelle que soit la valeur de ces symptômes, bien certainement le seul moyen qui aurait quelque chance de faire diminuer l'intensité des accidents, c'est celui qui en supprimerait le plus rapidement possible la cause persistante. Nous avons vu avec quelle célérité et quelle certitude l'uréthrotomie que nous avons décrite donne à l'urèthre un calibre tel, que l'évacuation de l'urine altérée contenue dans la vessie est immédiate.

Je ne sais si, considérant l'opération comme la

(1) Phillips, *Traité des maladies des voies urinaires*, 1860.

dernière chance qui reste, le chirurgien serait blâmable de la pratiquer en pareille circonstance.

Les observations 16 et 17, où l'opération a été suivie du rétablissement rapide du malade, malgré la gravité des accidents généraux au moment où elle a été pratiquée, engagent à faire l'uréthrotomie ; après avoir prévenu les assistants de la gravité extrême de l'état du malade.

4° Rétrécissement avec rétention d'urine. Ici l'indication plus ou moins immédiate de l'uréthrotomie dépend des conditions du rétrécissement.

Souvent, dans les hôpitaux, on apporte des malades atteints de rétention depuis vingt-quatre à quarante-huit heures et même plus. C'est après un repas copieux, un excès de boisson, que, malgré les efforts les plus considérables, l'impossibilité d'uriner est survenue. La vessie est distendue, la verge est légèrement gonflée, comme dans une demi-érection; quelquefois le malade a des picotements au méat qui l'excitent à pratiquer des tractions sur la verge ; il s'accroupit, se met à quatre pattes, cherchant la position la plus favorable à la miction. Depuis longtemps le jet est petit, tombant près de ses pieds, souvent dessus. L'exploration de l'urèthre fait reconnaître immédiatement si l'on a affaire à un rétrécissement ou à une hypertrophie de la prostate ; l'âge du sujet met d'avance sur la voie du diagnostic, et le toucher rectal le confirme.

Le rétrécissement de l'urèthre ainsi reconnu, quelle que soit la gravité des accidents concomitants , l'indication immédiate est d'introduire une sonde dans la vessie. La difficulté du cathétérisme, dans ce cas, a fait rechercher si la cause de la rétention étant bien déterminée, il ne serait pas possible de le rendre plus facile. Les observations que M. Mercier (1) a publiées de malades atteints d'ischurie, éjaculant assez bien malgré le rétrécissement, montrent que le plus souvent la cause réelle de la rétention d'urine siége en arrière des orifices des conduits éjaculateurs, au niveau du col de la vessie, et non dans la portion antérieure de l'urèthre où siége le rétrécissement. L'obstacle réel est alors une hypertrophie ou une inflammation de la prostate, ou bien une valvule musculo-membraneuse du col de la vessie, coïncidant avec le rétrécissement. L'inertie vésicale causée par la distension exagérée de la vessie, qui se rencontre quelquefois en dehors de toute affection de l'urèthre, comme l'a observé Ambroise Paré, peut aussi être la cause de la rétention. Mais nous croyons que, dans la plupart des cas, la véritable cause de l'impossibilité de la miction est le spasme de l'urèthre.

L'inflammation de la muqueuse située en arrière de la coarctation favorise le spasme du col vésical et de la portion musculaire de l'urèthre. Les recherches de M. Gosselin (2) sont très-concluantes à ce sujet. Dans l'observation 6 de la thèse de

(1) *Loc. cit.*

(2) *Archives générales de médecine et de chirurgie*, 1845.

M. Icard (1), où il s'agit d'un jeune homme de 24 ans atteint d'un rétrécissement de l'urèthre avec rétention d'urine consécutive, à des excès alcooliques ; nous voyons que le rétrécissement admet d'emblée une sonde de 4 millimètres ; que, pour essayer de dilater vite le canal en passant une sonde plus grosse, cette première retirée, l'urine continue à sortir spontanément par un petit jet qui s'arrête brusquement après quelques secondes.

La même sonde réintroduite et retirée plusieurs fois, le même jet de quelques secondes de durée et s'arrêtant de la même façon se reproduit.

Ce fait prouve qu'il n'est pas nécessaire que le rétrécissement de l'urèthre soit très-étroit pour déterminer les conditions de spasme du col vésical.

Dans le courant de l'année 1863, au mois de novembre, étant de garde à l'Hôtel-Dieu, je fus appelé dans le service de M. Monneret ; je trouvai un malade, âgé de 30 ans environ, atteint de rhumatisme articulaire généralisé avec fièvre intense et sueur abondante, qui se plaignait de ne pas pouvoir uriner. Il me dit avoir un rétrécissement qui le forçait à se sonder toutes les fois qu'il faisait un excès, et m'indique le volume de la sonde-bougie dont il se sert en pareil cas ; c'était le n° 10 filière Charrière. Devant mon collègue, M. Lascano, qui m'avait accompagné, j'introduis dans l'urèthre cette sonde, qui est arrêtée bien avant le bulbe. Je la poussais

(1) *Loc. cit.*

légèrement, lorsqu'il sortit brusquement par le pavillon un jet de sang pur; effrayé, je retire la sonde; mais l'urine ne s'écoulant pas, après quelques instants, j'introduis la même sonde qui passe sans difficulté, et qui est à peine serrée. La vessie se vide.

Le lendemain matin mon collègue, M. Sottas, qui était l'interne du service, me dit qu'il venait de faire pisser ce même malade avec une sonde plus grosse que celle dont je m'étais servi. Dans ce cas de rétrécissement peu étroit, sous l'influence de la fièvre intense, la rétention est survenue, comme après un excès alcoolique; elle était due à un obstacle situé au delà du rétrécissement, puisque, après avoir franchi celui-ci, qui était dans la portion pénienne, l'urine n'est sortie que lorsque la sonde a pénétré dans la vessie. Mais ce flot de sang pur qui est sorti brusquement pendant la pression modérée de la sonde sur le rétrécissement, à quoi est-il dû? Il est probable que, au niveau du rétrécissement, il y a eu un resserrement de la muqueuse par la contraction des fibres lisses transversales sous-jacentes. Cette constriction, gênant la circulation de retour de la portion antérieure de l'urèthre, en a déterminé la dilatation des vaisseaux; c'est peut-être l'ouverture d'une de ces veines qui a fourni le sang. Du reste, la turgescence de la muqueuse uréthrale en avant du rétrécissement, pendant la rétention, est admise généralement : elle explique avec quelle malheureuse facilité les tentatives de cathétérisme sont suivies d'écoulement de sang.

De ces deux faits, que nous venons de donner, il résulte qu'il n'est pas nécessaire que le rétrécissement soit très-étroit pour être la cause prédisposante de la rétention ; aussi en pareille circonstance peut-on attendre que les phénomènes généraux qui accompagnent toujours cet accident soient tout à fait disparus pour traiter le rétrécissement.

Lorsque la coarctation est très-étroite, que l'on est parvenu à ne passer qu'une sonde très-fine, après plusieurs tentatives, par la manœuvre répétée de sortie incomplète de la sonde, que nous avons décrite à propos des soins préparatoires, on vide peu à peu la vessie. Le plus souvent, aussitôt que quelques petits jets d'urine sont sortis, l'anxiété générale se calme beaucoup, et, si les phénomènes d'une intoxication urineuse avancée n'ont pas paru, une sensation de bien-être se développe à mesure que la vessie revient sur elle-même. Le canal est en même temps dilaté par la petite sonde laissée à demeure, et permet ainsi au cathéter de passer facilement. Le temps nécessaire pour vider la vessie en pareil cas est souvent long ; les soins préparatoires à l'opération demandent quelquefois une journée et plus (c'est ce qui est arrivé dans les deux cas publiés par M. Phillips, dans la *Gazette des hôpitaux*, 1862) ; aussitôt qu'ils seront pris, l'uréthrotomie, en donnant à l'urèthre un fort calibre, fait cesser immédiatement toutes les inquiétudes du malade, et, tout en avançant beaucoup le traitement du rétrécissement, met à l'abri des frissons si fréquents après le cathétérisme dilatateur dans ces cas difficiles.

Souvent les malades atteints de rétention d'urine ont passé par des mains peu expérimentées qui, en cherchant à introduire une sonde avec trop de force, ont produit en avant du rétrécissement des délabrements de l'urèthre assez étendus pour qu'il y ait écoulement de sang continu par le méat (observ. 4 et 16). Ces fausses routes rendent encore plus difficile le cathétérisme ; et ces plaies de l'urèthre, qui vont être inévitablement baignées par l'urine, aggravent le pronostic. Il est plus important que jamais de laisser la petite sonde à demeure, dans la crainte de ne pas pouvoir pratiquer le cathétérisme si on la retire. Ici comme dans le cas précédent, l'uréthrotomie est indiquée, aussitôt que la vessie est ramenée à sa limite de contraction habituelle.

Enfin, nous arrivons au cas le plus grave : il y a rétention, l'œdème du périnée qui s'étend en avant jusqu'aux bourses, annonce qu'il y a rupture de l'urèthre, et que l'infiltration d'urine commence. L'indication de vider complétement la vessie est pressante, car l'évacuation de l'urine par petit jet, à intervalle plus ou moins éloigné, peut ne pas être suffisante pour arrêter l'infiltration ?

Observation XVIII.

M....., 33 ans, tailleur de pierres, entre le 22 mai 1863 à l'Hôtel-Dieu, service de M. Maisonneuve.

A 16 ans, chaudepisse cordée et rupture violente de la corde; à la suite, goutte militaire continue.

A 20 ans, étant soldat, nouvelle chaudepisse aiguë, soignée par les injections au nitrate d'argent; à peine la période d'acuité passée, il part pour la Crimée ; pendant tout le temps de l'expédition l'écoulement chronique persiste. A son retour, en 1856, après un excès, l'inflammation de l'urèthre redevient aiguë.

Il ne s'est aperçu de la gêne pour uriner que il y a six années; depuis, toujours les excès vénériens ou alcooliques ont provoqué une gêne plus grande de la miction.

Depuis une quinzaine de jours, les urines sont troubles, et il remarque que son ventre est un peu plus gros que d'habitude.

Il y a deux jours, à la suite d'un excès de boisson, impossibilité absolue d'uriner; M..... a appelé chez lui plusieurs médecins; aucun n'ayant pu le sonder, il se fait conduire à l'Hôtel-Dieu à onze heures du matin.

22 avril. L'interne de garde cherche à introduire une sonde; mais, ne pouvant y arriver, il fait apporter le malade dans l'amphithéâtre de M. Maisonneuve, qui finissait une opération.

A l'examen du ventre on voit que la vessie remonte jusqu'à l'ombilic. Du sang s'écoule par le méat urinaire; et le périnée, douloureux au toucher, est œdémateux.

M. Maisonneuve cherche à introduire une sonde-bougie ordinaire, mais, arrêté au niveau du bulbe, il essaye d'introduire une des bougies de l'uréthrotome, qui, après un moment, pénètre dans la vessie, quoiqu'elle soit un peu serrée par le rétrécissement; aussitôt M. Maisonneuve visse le cathéter sur l'ajutage et pratique l'uréthrotomie avec la lame supérieure. Immédiatement une sonde de 6 millimètres de diamètre est fixée à demeure, et permet d'évacuer facilement 2 litres et demi d'urine. Le malade est alors transporté salle Saint-Jean, n° 11.

La sonde est laissée quarante-huit heures, il n'y a eu aucun accident.

L'œdème du périnée disparaît; la miction se fait facilement.

La dilatation consécutive est faite, et M..... sort de l'Hôtel-Dieu le 22 mai, urinant bien.

Je revois ce malade le 20 novembre 1864, il ne s'est pas sondé depuis son séjour à l'Hôtel-Dieu; son urèthre reçoit facilement le n° 18 de la filière Charrière; mais il rend de temps en temps des graviers assez gros. Il m'en fait voir un qui a le volume d'un petit pois.

Il a souvent des douleurs de reins violentes, qui l'obligent à suspendre son travail.

Dans ce cas, où il y avait des fausses routes récentes, rendant un second cathétérisme incertain, et mettant forcément le malade dans les conditions d'une intoxication urineuse possible, par le contact de l'urine avec les plaies de l'urèthre : M. Maisonneuve pratiqua l'opération aussitôt que la bougie de l'uréthrotome fut introduite dans la vessie. La sonde, d'assez fort calibre, mise à demeure, servit aussitôt à vider complétement la vessie.

Le succès le plus complet a suivi l'opération, puisque l'infiltration d'urine a été arrêtée assez à temps pour qu'il n'y eût même pas le plus petit abcès peri-uréthral consécutif.

Si l'infiltration urineuse est plus avancée; si le gonflement du périnée et des bourses est assez développé pour que la suppuration soit inévitable, on commence par faire de grandes incisions de chaque côté du raphé médian du périnée, pour donner une large voie de sortie à l'urine; il arrive quelquefois que, malgré ces ouvertures, l'infiltration s'étend. Alors l'indication de mettre dans la vessie une sonde destinée à conduire au dehors l'urine devient urgente; l'uréthrotomie, en pareil cas, est très-utile.

5° Dans les cas de fistule urinaire ou de tumeur urineuse en arrière du rétrécissement, l'uréthrotomie, en permettant de passer jusque dans la vessie une sonde en caoutchouc, qui est laissée à demeure, contribue à la guérison complète (observation 9).

Dans ces derniers temps, l'observation suivante, du service de M. Maisonneuve, a été publiée dans la *Gazette des hôpitaux* (1).

Observation XIX.

Rétrécissement** infranchissable de l'urèthre. — Cathétérisme forcé sur conducteur. — **Guérison.

Le 1er octobre **1864**, est entré au n° **16** de la salle Saint-Jean, R....., âgé de **39** ans, laboureur, atteint de rétrécissement de l'urèthre avec fistule urinaire.

Cet homme nie toute blennorrhagie antérieure; il attribue son mal à une rupture de l'urèthre produite, en septembre **1863**, par le passage d'une roue de charrette.

L'exploration extérieure fait reconnaître au périnée, à gauche du raphé médian et près du scrotum, un orifice fistuleux très-étroit, par lequel, au dire du malade, l'urine s'écoule entièrement sans la moindre difficulté.

(1) *Gazette des hôpitaux*, **27** décembre **1864**.

C'est à peine si, au moment de la miction, il passe de temps à autre une ou deux gouttes d'urine par le canal.

En explorant l'urèthre à l'intérieur, on reconnaît au niveau du bulbe, à 15 centimètres de profondeur, un rétrécissement dur et calleux, au niveau duquel existe une fausse route due à des cathétérismes antérieurs, et qui se dirige profondément vers la fesse droite. Quant au rétrécissement lui-même, il reste infranchissable aux bougies les plus fines, tant en gomme élastique qu'en baleine. Pendant plusieurs jours, on réitère infructueusement ces tentatives que l'on est même forcé de suspendre à cause du gonflement inflammatoire qu'elles ont provoqué dans la verge.

Le 10 octobre, lorsque ces légers accidents furent calmés, M. Maisonneuve introduisit par la fistule périnéale une bougie fine, qu'il parvint, non sans peine, à faire pénétrer jusque dans la vessie; puis, à cette première, il en substitua une autre plus volumineuse chaque matin pendant cinq jours.

Le 15, la fistule dilatée permettant désormais l'introduction facile d'une sonde jusque dans la vessie, M. Maisonneuve procéda de la manière suivante à l'opération qu'il avait résolue, et à laquelle il donne le nom de cathétérisme forcé sur conducteur.

Premier temps. — Une curette de Récamier est introduite par la fistule jusqu'au col de la vessie; la partie concave, creusée d'une large gouttière, est dirigée vers la symphyse pubienne et maintenue solidement par un aide.

Deuxième temps. — L'opérateur introduit ensuite dans le canal une bougie métallique volumineuse, dont l'extrémité se termine en cône allongé, à la surface duquel est creusée une cannelure large en forme de spire.

La pointe du cathéter étant parvenue doucement jusqu'au rétrécissement, M. Maisonneuve détermine avec soin la direction qu'il doit suivre pour arriver à la cannelure de la curette; puis, par un mouvement énergique de pression et de vrille, il perfore les tissus qui séparent les deux instruments, et parvient à établir ainsi une communication libre entre la partie antérieure du canal occupée par le cathéter et la partie postérieure occupée par la curette.

Troisième temps. — Cela fait, une bougie fine est aisément introduite par le canal et poussée jusque dans la vessie, ce qui permet plus tard (le 17 octobre) d'exécuter l'uréthrotomie interne, que M. Maisonneuve jugea nécessaire pour achever la division du tissu nodulaire.

Ce dernier temps, qui constitue à lui seul une opération, s'effectue sans difficulté.

D'après le procédé de M. Maisonneuve, une sonde en caoutchouc fut laissée à demeure, et la fistule périnéale marcha dès lors rapidement vers la cicatrisation.

Le 16, on supprima complétement la sonde, le malade put dès lors uriner avec la plus entière liberté, et le 25 novembre, jour de sa sortie, il ne restait plus aucune trace de cette grave affection.

6° Dans le cas de rétrécissement, avec calcul dans la vessie ; pour préparer l'urèthre au passage des instruments lithotriteurs, l'uréthrotomie doit être préférée à la dilatation temporaire. Par la cicatrice qui en résulte, outre le calibre normal que la dilatation peut fournir, l'uréthrotomie donne de plus, au point rétréci ou simplement résistant, de la souplesse et de la dilatabilité. Ce résultat, permettant au lithotribe qui passe dans le canal, de le distendre partout sans rencontrer de résistance, et sans produire d'éraillure, contribue à rendre moins fréquents les accidents d'intoxication urineuse si facile à déterminer dans le cours de la lithotritie.

Il est un cas particulier qui sans être une contre-indication peut entraîner une modification dans le manuel opératoire. C'est lorsqu'en arrière du rétrécissement il y a une hypertrophie prostatique. Ici la lame poussée jusque dans la vessie pourrait blesser un des lobes qui par son développement a déterminé une déviation du canal ; ce serait mettre inutilement le malade dans les conditions graves de celui qui a subi l'opéra tion de la section du lobe moyen de la prostate.

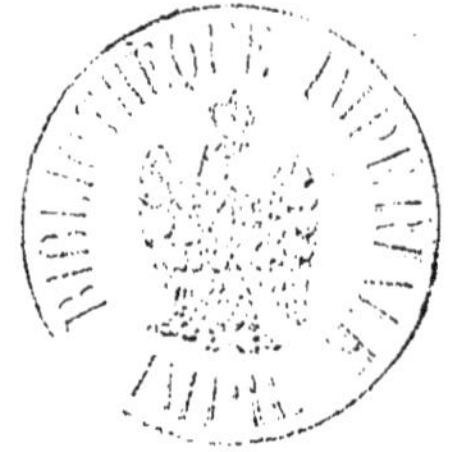

TABLE DES MATIÈRES

BIBLIOTHÈQUE IMPÉRIALE

PARIS. — IMPRIMERIE DE A. PARENT, RUE MONSIEUR-LE-PRINCE, 31.

www.ingramcontent.com/pod-product-compliance
Ingram Content Group UK Ltd.
Pitfield, Milton Keynes, MK11 3LW, UK
UKHW021038230726
13926UKWH00004B/1550

9 782014 096743